**암** 걸을 힘만 있으면 극복할 수 있다

## 암
걸을 힘만 있으면
극복할 수 있다

**저 자**_ 윤 태 호
**펴낸날**_ **2판 2쇄**_ 2018년 01월 02일
　　　　　**2판 3쇄**_ 2019년 10월 02일
　　　　　**2판 4쇄**_ 2021년 01월 20일
　　　　　**2판 5쇄**_ 2023년 11월 20일

**펴낸곳**_ 도서출판 행복나무
**신고번호**_ 제2010-000026호
**출판신고**_ 2010년 12월 29일
**주 소**_ 경기도 용인시 기흥구 사은로 126번길 33
**전 화**_ 070-4231-6847
**팩 스**_ 031-285-6847
**이메일**_ happytree_ok@naver.com

ⓒ 윤태호, 2014
이 책은 순수 창작물로 저작권법에 따라 보호받는 저작물이므로 무단 전재와 무단 복제를 금지하며,
이 책 내용의 전부 또는 일부를 이용하려면 반드시 저작권자와 행복나무의 서면 동의를 받아야 합니다.

책 값은 뒤 표지에 있습니다. 잘못된 책은 바꾸어 드립니다.
ISBN 978-89-965959-5-3 13510 (종이책)
ISBN 978-89-965959-8-4 15510 (전자책)

# 암
## 걸을 힘만 있으면
## 극복할 수 있다

• 윤태호 지음 •

행복
나무

## 저자 서문

'암, 걸을 힘만 있으면 극복할 수 있다'

제목을 보고 혹자는 '특별한 경우이겠지, 암 환자를 위로하는 말이겠지.' 하고 생각하겠지만, 이 말은 단지 환자를 위로하기 위함이 아니고 특별한 말도 아니다. 병원 치료가 어렵다던 환자가 스스로 암을 극복한 사례는 수없이 많으며 그 기전 또한 명백하다. 따라서 암의 원인과 치료의 원리를 알고 실천하면 누구라도 암을 극복할 수 있다.

난치병 혹은 불치병으로 알려진 말기의 혈액암을 비롯하여 7개의 암을 몸속에 지니고 있으면서도 병원의 도움 없이 스스로 암을 이기고 건강을 회복한 사람도 있고 의사로부터 "내일이면 죽는다."는 말기의 담낭암 환자가 암을 극복하고 16년 이상 건강하게 살고 있다. 그뿐만이 아니다. 암을 수술하기 위해 개복했으나 도저히 수술이 불가능했던 부신암 말기의 환자가 스스로 암을 극복하고 8년이 넘도록 건강하게 살고 있다. 이들은 암은 죽는 병이 아니라는 사실을 증명하고 있다. 그런데 그들과는 비교할 수 없을 만큼 건강한 조기의 암 환자들이 단지 몸속에 1~2g의 장애 세포(암)가 있다는 이유로 죽는다.

생명은 뇌세포에 산소가 공급되지 않을 경우에만 멈춘다. 조기에 발견되는 암세포는 몸 전체 중에서 5,000분의 1도 안 되며 중기의 암이라고 해도 1,000분의 1 내외다. 1~2g 혹은 4~5g의 작은 암세포가 있더라도 죽을 만큼 뇌세포의 산소 결핍에 영향을 미치지는 않는다. 팔과 다리가 없거나 위장·췌장·담낭·비장 등 중요한 장기 몇 개가 없어도 건강한 모습으로 사는 사람도 있다. 대다수의 암 환자는 그와는 비교할 수 없을 만큼 아주 건강한 사람이다.

현대 의학에서는 암세포가 단 몇 개만 있어도 전이되고 순식간에 퍼져 죽는다고 하지만 암은 전이하거나 무한으로 증식하지 않는다. 암 전이설과 무한증식설은 전혀 근거 없는 일방적인 주장이며, 죽음으로 내모는 항암제를 받는 근거가 된다.

현대 의학의 암 치료는 대부분 산소를 차단하는 방법이다. 항암제·방사선 치료로 인해 나타나는 두통·구토·메스꺼움·식욕부진·감염 등의 증상은 산소가 부족할 때 나타나는 증상이다. 연탄가스나 연기에 질식할 때에도 이러한 증상이 나타난다. 단 몇 그램의 암세포를 죽이겠다며 산소가 부족한 환자의 몸에서 산소를 차단하면 정상세포마저 암세포로 변한다. 암 환자가 병원 치료를 받으면 받을수록 고통스러운 이유도 치료로 인해 바로 몸속에 산소가 부족해지기 때문이다.

암의 원인은 만성적인 산소결핍이다. 따라서 세포에 산소가 충분하게 공급되도록 해주는 방법만이 암 환자가 살 수 있는 유일한 길이다. 즉, 외부로부터 많은 산소를 공급받고, 공급받은 산소를 세포에 잘 전달하고, 전달받은 산소를 잘 흡수하는 인체 구조로 만들어야 한다. 암을 극복한 사람들은 혹여 이러한 논리를 모르고 실천했더라도 결국 세포에 충분한 산소를 공급한 것이다. 암 환자나 가족들이 이러한 사실을 자신의 논리로 이해한다면 극약 처방을 피하여 억울한 일을 당하지 않을 것이다.

뇌세포에 산소부족을 만드는 폐암·간암·췌장암 등 극히 일부의 암을 제외하면 암은 대부분 그 자체로는 죽음으로 이어지는 병이 아니다. 물론 폐암이나 간암이나 췌장암도 자연 치유할 수 있다.

암 환자가 생존하는 첫 관문은 '암은 죽는 병이 아니라는 사실을 자신의 논리로 이해하는 것'이다. 암은 죽는 병이 아니라는 사실을 알면 암에 대한 공포감에서 벗어날 수 있으며, 항암제나 방사선 요법과 같은 극약 처방을 피할 수 있다.

전 세계에서 한 해 암으로 죽는 600만 명 중 대다수가 암을 죽는 병으로 오해하므로 극약 처방을 받고 죽는다. 우리나라의 경우 2014년 현재 한 해에 22만 명이 발병하고 8만여 명이 죽는다. 우리나라 암 사망률은 계속 증가하고 있으며 OECD 국가 중 1위다. 암을 진단받는 대다수가 암 발견 당시에는 조기의 암이라는 점에서 참으로 안타까운 일이다.

암은 죽는 병이 아님에도 불구하고 많은 사람이 암으로 죽는 이유는 암 전문의들이 암의 원인을 알지 못하기 때문이다. 원인을 모르고 치료한다는 것은 마치 적군이 어느 위치에 있는지조차 모르고 포를 마구 쏘아대는 것과도 같다. 운이 아주 좋지 않고서야 어찌 그 포탄이 적군의 진지에 명중할 수 있겠는가?

암은 대부분 그 자체로 죽는 병이 아니지만, 어떤 식품이나 몇 가지 부분적인 지식만을 가지고 대처하면 또 다른 부분에서 잘못된 처방을 하게 되므로 위험에 처할 수 있다. 암에 대하여 바로 알고 종합적인 처방을 해야 하며 그것은 대부분 환자 스스로 할 일이다.

이 순간에도 암에 대한 잘못된 상식과 원인 해결과는 거리가 먼 치료방법으로 인해 억울하게 목숨을 잃거나 고통받는 암 환자들에게 이 책이 억울한 일 당하지 않고 암 극복의 길을 안내해 줄 것으로 믿어 의심치 않는다.

암기하듯 맹신적으로 받아들이려 하지 말고 반드시 자신의 논리로 이해하길 바라며, 세상에서 가장 미련한 자에게 이 책을 쓸 수 있도록 지혜를 주신 하나님께 감사드린다.

저자 윤 태 호

# 목차

저자 서문 ················································· 04

## 제1부. 암에 대한 오해를 버려라

1 암은 죽는 병이 아니다. ························· 14
2 암 환자가 죽는 실제 이유 ····················· 22
3 원인을 몰라 죽는 치료를 한다. ·············· 35
4 암은 유전되지 않는다. ························· 46
5 조기진단으로 생명을 잃는다. ················ 54
6 암 완치율, 낮아지고 있다. ···················· 63
7 무한증식설과 전이설이 조기진단을 부추긴다. ········· 68
8 항암치료가 수명을 단축시킨다. ············· 74

## 제2부. 암 환자가 가져야 할 마음가짐

**1** 암은 극복할 수 있다. · · · · · · · · · · · · · · · · · · · · · · · · · · · 80

**2** 시한부라는 말을 믿지 마라. · · · · · · · · · · · · · · · · · · · · · · 87

**3** 시한부라고 말해서는 안 된다. · · · · · · · · · · · · · · · · · · · · 92

**4** 암에 잘 걸리는 성격 · · · · · · · · · · · · · · · · · · · · · · · · · · · · 98

**5** 암세포를 사랑하라. · · · · · · · · · · · · · · · · · · · · · · · · · · · · 109

## 제3부. 암 환자 생활 바꾸기

**1** 암 환자의 긍정 상황 만들기 · · · · · · · · · · · · · · · · · · · · · 118

**2** 세포에 산소를 충분하게 공급하는 방법 · · · · · · · · · · · · · 137

**3** 암 환자의 운동법 · · · · · · · · · · · · · · · · · · · · · · · · · · · · · 149

**4** 암 환자의 체온 높이기 · · · · · · · · · · · · · · · · · · · · · · · · · 155

## 제4부. 원리에 입각한 새로운 암 정보

1. 기전이 있어야 한다. ································ 162
2. 암의 원인을 바로 알자. ··························· 168
3. 암은 신호를 보낸다. ······························· 173
4. 현대 의학적 암 치료는 100% 재발한다. ········ 185
5. 개인마다 왜 효과가 다르게 나타날까? ········· 188
6. 안전한 암, 위험한 암 ····························· 196

## 제5부. 바른 암 치료 방법

1. 암세포를 살리는 치료를 해야 한다. ············· 204
2. 암세포를 없애기보다 인체 환경을 개선하라. ··· 209
3. 암 치료의 수준 ····································· 213
4. 암 환자의 변비 치유법 ···························· 217
5. 암 환자의 혈압관리 ······························· 221

## 제6부. 암 치유 기획과 식단

1. 암 자연 치유의 단계 ······················ 230
2. 암 치유 자기 기획 ························ 234
3. 암 환자가 피해야 할 식품 ················ 239
4. 건강 식단 만들기 ························ 248

## 제7부. 암을 치유하는 식약재

1. 식약재를 준비하는 자세 ·················· 262
2. 식약재 선정 프로그램 ···················· 271
3. 식약재 정보 얻기 ························ 279
4. 식약재의 호전반응 ······················· 281
5. 암 치유 주요 식약재와 기전 ·············· 294

독자 사례 ···································· 317
끝 맺는말 ···································· 327

# 제1부

## 암에 대한 오해를 버려라

암은 죽는 병이 아니다.
암 전이설, 무한증식설, 유전설은 전혀 사실이 아니다.
근거 없는 단순 주장을 맹신하여
극약 처방을 받으면 돌이킬 수 없는 상황에 처한다.

# 1 암은 죽는 병이 아니다

■ 우리나라의 경우 전체 사망자의 28.6%가 암으로 죽는다. 전 세계적으로도 암으로 사망하는 사람이 12%로, 사망 원인 1위가 암이다. 암 진단을 받으면 34%가 5년 내 사망하고 나머지 66% 중 많은 환자가 그 후에 죽는다. 이처럼 암으로 인해 많은 사람이 죽으므로 암을 죽는 병으로 인식한다.

사망 원인을 분류할 때 과연 암으로 죽은 것인지, 아니면 다른 이유로 죽은 것인지에 대한 정확한 통계는 없다. 다만 분명한 것은 암 사망자 대다수는 암 자체로 인해 죽은 것이 아니다.

일본의 오카야마 부속병원의 통계에서는 암 환자 중 20%만이 암으로 사망했고, 80%는 항암제 부작용으로 사망했다고 밝혔다. 하지만 암 자체로 죽는 사람은 20%보다 그 수가 훨씬 적다는 것이 필자의 판단이다. 암 때문에 죽었다고 보는 20%도 암 때문이 아닌 다른 이유 즉, 장기의 기능 저하로 뇌세포에 산소가 부족해서 사망한 것이다. 단 몇 그램의 암세포를 죽이려고 항암제를 사용한 결과 몸 전체에 더 심각한 산소부족을 유발하여 사망하는 것이다.

중한 암 환자라도 뇌세포에 충분한 산소가 공급되면 죽지 않는다. 반대로 아무리 건강한 사람도 산소 공급을 중단하면 4분 이내에 죽는다. 과연 필자의 주장대로 암 자체로는 죽을 일이 없다는 것이 사실일까? 암이 죽는 병인지 죽는 병이 아닌지는 암 환자의 생존을 결정하는 매우 중요한 판단요소이므로 이에 대한 분명한 자기 판단이 필요하다.

암이 죽는 병인지 아닌지를 바르게 판단하는 것은 그리 어려운 일이 아니다. 몸에 중한 암(적어도 3기 이상)이 있어도 장기간 건강하게 사는 사람이 다수 있다면 암은 죽는 병이 아니라는 사실이 증명되는 것이다. 그렇다면 과연 위중한 암을 달고 사는 사람들이 있을까? 그렇다. 몸에 중기 혹은 말기의 암을 달고 사는 사람이 적지 않다.

TV조선에 출연한 O영훈(62세) 씨, 그는 위·폐·신장 등에 중기 이상의 위중한 암을 세 개나 달고 사는 사람이다. 그는 2011년, 수술이나 항암치료 등 병원에서는 어떤 치료도 불가능하다는 진단을 받았다. 그 정도라면 일반적으로 3개월 혹은 6개월 이상 살 수 없다고 알려졌는데 그는 암 진단 후 3년 가까이 아주 건강하게 살고 있다. 그가 아주 건강하다고 보는 이유는 그와 비슷한 나이의 사람들보다 등산도 월등히 잘하고 체력이 강인하며 지극히 정상적인 생활을 하고 있기 때문이다.

그는 암 진단을 받은 직후 몸을 제대로 가눌 수 없었지만, 다리를 질질 끌면서 등산을 시작했다. 그렇게 3년 가까이 등산을 했는데 지금은 누가 봐도 암 환자라는 사실이 믿어지지 않을 정도로 건강하고 활기찬 생활을 하고 있다. 그렇다면 그의 몸에서 암은 사라진 것일까? 그렇지 않다. 병원에서 재진해 본 결과 그의 몸에는 아직도 중한 암이 자리하고 있다. 하지만 암은 그의 삶에 거의 영향을 주지 못한다.

다른 사례자다. MBN에 출연한 O병식(74세) 씨, 그는 부신암 말기 진단을 받고 수술을 위해 개복까지 했지만, 상태가 너무 나빠 다시 봉합해야 했다. 스스로 죽음을 결심할 정도로 고통스러웠지만 신선한 채소와 밀 싹 즙을 먹으면서 꾸준히 관리한 결과, 지금은 젊은 사람보다도 체력이 왕성하다는 말을 들으며 13년째 건강하게 살고 있다. 그렇다면 그의 몸에서 사라진 것일까? 아니다. 그의 몸에는 아직도 암이 그대로 남아 있다. 하지만 암은 그의 삶에 거의 영향을 미치지 못한다. 몸속에 있는 암에 대하여 개의치 않고 암과 함께 살아갈 것이라고 말하는 그는 암이 죽는 병이 아니라는 사실을 몸으로 증명하고 있다.

그리고 강원도 인제의 O환복(75세) 씨, 생존율이 매우 낮은 폐암 진단을 받았지만 암 진단 후 9년 이상 건강하게 살고 있다. 2005년 폐암 진단 후 수술이 어렵다고 판단한 의사는 그에게 방사선과 항암제 치료를 권유했다. 그는 당시 병원 치료를 받은 환자들이 피를 토하면서 죽어가는 것을 보고 "죽으면 한 번 죽지" 하는 마음으로 병원 치료를 거부하였다. 그는 암에 해로운 육류를 먹지 않고 직접 키운 채소와 느릅나무 껍질, 홑잎나무 뿌리, 뽕나무 뿌리, 당귀 뿌리, 고사리와 가래나무 수액 등을 꾸준히 섭취했다. 폐암 진단 후 9년이 넘은 현재, 그는 아무런 불편 없이 건강하게 살고 있다. 하지만 지난 2013년 병원에서 재진단 결과 그의 몸에는 아직도 폐암이 일부 남아 있었다. 그는 이미 건강한 사람이다. 역시 암은 죽는 병이 아님을 증명해 주는 사례다.

암을 몸에 지니고도 건강하게 사는 또 다른 사례가 있다. MBN에 출연한 바 있는 O각규(69세) 씨는 30년 전 뇌종양 말기 판정을 받았지만 수술하기가 매우 곤란한 부위라서 수술을 포기해야 했다. 그러나 그는 항암에 효과가 있다는 겨우살이와 생강나무를 매일 복용했다. 30년이 지난 2013년 검진 결과 뇌종양이 그대로 남아 있었지만 70세의 고령에도 불구하고 아주 건강하게 살고 있다. 뇌종양은 그의 삶에 조금도 위협이 되지 않는다.

"(중한)암 환자는 대다수가 죽는다. 예로 든 사례는 특별한 경우일 뿐이다."라고 말할 수도 있겠지만, '암이 있어도 죽지 않는다'는 것은 분명한 사실이다.

미국 MD ANDERSON의 김의신 박사는 SBS에 출연하여 "미국에서도 시한부 말기암 환자 중에서 3개월도 살 수 없다는 말을 듣고 치료를 포기한 환자였지만 죽지 않고 건강하게 사는 사람들이 적지 않다. 암 환자 가운데 병원 치료 등 모든 것을 내려놓고 생의 마지막을 정리하던 암 환자가 3개월이 지나고 6개월이 지나도 죽지 않고 건강한 몸으로 생존한 사람들이 많다."고 말했다. 그런데 그들을 대상으로 조사해 보니 상당수는 암이 그대로 있더라는 것이다. 즉, 그들의 몸속에 있는 암은 죽음과는 별 상관이 없었다는 얘기다.

장기의 몇십분의 1도 안 되는, 단 몇 그램의 장애 세포가 생명을 위협할 수 있겠는가? 그렇지 않다. 다만 몸에 암세포가 있을 때 암세포는 산소를 공급해 달라고 귀찮게(통증) 할 뿐이다. 암은 일부 유전자에 장애가 발생한 세포일 뿐이다. 팔·다리가 없어도 건강하게 사는 사람이 적지 않고, 장기가 몇 개씩 없어도 생명에 지장 없이 사는 사람도 있다. 산소만 충분히 공급해 주면 몸속에 암이 있더라도 생명에는 큰 영향을 미치지 못한다. 몸에 암이 있어도 건강하게 사는 사람을 비롯하여 말기의 암이 자연적으로 치유되어 몸속에 있던 암이 깨끗이 없어진 환자는 수없이 많다.

JTBC에 출연한 바 있는 O애자(72세, 여) 씨, 어느 날 몸이 새우처럼 꼬이면서 경련과 발작이 나타났다. 병원진단 결과 담낭암 말기로 간과 인대까지 암이 퍼진 상태였다. 간 수치가 1,480이나 나오자 의사로부터 "오늘 밤을 넘길 수 없다. 집으로 가서 죽음을 맞으라."는 말을 들었다. 병원에서 말기암이라는 말을 들은 후 그녀는 절망하여 죽조차도 먹을 수 없었다. 그 후 몸에 좋다는 약초를 다 먹어도 별다른 효과가 없었지만, 지인의 권유로 엉겅퀴를 먹기 시작했다. 그녀는 장이 약해서 녹즙을 먹으면 설사를 했으나, 엉겅퀴 녹즙을 먹은 후에는 소화가 잘되고 기력도 회복되었다. 그리고 암은 거짓말처럼 사라졌고 16년 동안 재발 없이 비슷한 나이의 사람들보다 젊고 건강하게 살고 있다.

70년대 가요계를 주름잡던 가수 방주연 씨, 병원 치료 없이 말기의 암을 극복한 또 다른 사례자다. 그녀는 아이를 임신한 채 겨드랑이 림프샘 말기암으로 1년 시한부 판정을 받았다. 결혼한 지 1년 만에 사망 선고를 받고 정신적으로 큰 충격을 받은 그녀는 자살까지도 생각했다. 정형외과 의사인 시동생이 수술하자고 권했지만 마지못해 항암을 한 번 받고 수술을 비롯한 모든 병원 치료를 거부했다.

그녀의 시아버지(의사)는 58세 때 중기의 콧속 비인강암으로 수술·항암·방사선을 모두 받았지만 결국 9개월 만에 사망했다. 그런 과정을 지켜보면서 병원을 신뢰할 수 없었던 그녀는 병원 치료를 거부하고 돌아가신 시아버지의 서재에서 의학 서적을 읽으며 공부했다. 일본 자연 의학 전문의 모리시다 게이치 박사의 책을 통해 효소요법, 자연식이요법, 단식법, 물 먹는 법, 소금의 중요성, 현미밥을 먹는 방법 등 자연 치유법에 대하여 알게 되었다. 게이치 박사의 치료법으로 수많은 암 환자들이 건강해지는 사례를 보고 밥상이 건강을 좌우한다는 사실의 중요성을 깨닫게 된 것이다.

병원 치료를 받을 것인가, 자연 치유를 할 것인가의 선택은 쉽지 않았지만 결국 자연요법을 하기로 마음먹었다. 결과가 뻔한 방법(수술·항암제)보다는 불확실하지만 살 가능성이 열린 길을 가기로 한 것이다. 그녀는 일본으로 건너가 암에 대하여 공부하고 그곳에서 배운 자연 식이요법으로 스스로 암을 치유하고 30년 이상 건강하게 살고 있다.

사례자 중에는 주요 장기가 네 개나 없는 사람도 있다. MBN에 출연한 O대성(68세) 씨는 위 · 비장 · 췌장 · 담낭 등을 모두 절제해서 소화기관의 장기가 하나도 없다. 2006년 위암 말기 진단을 받고 수술을 위해 배를 열어보니 비장 · 췌장 · 담낭에도 암이 발병한 상태였다. 네 개의 장기를 모두 제거한 이후 무 · 무청 · 우엉 · 당근 · 마른 표고버섯 등을 달여 먹으면서 7년째 건강하게 살고 있다. 그 외에도 위중한 암을 극복하고 건강하게 살고 있는 사람들은 수를 헤아릴 수 없이 많다.

앞에서 언급한 사례들은 몸속에 암이 있든 없든 암은 죽음과는 상관이 없다는 사실을 증명하고 있다. 암은 죽는 병이 아니라는 사실을 통계로도 알 수 있다. 암에 걸려도 66%는 5년 이상 생존한다. 그 66%

중 대다수는 세포독성 물질인 항암제를 투여했음에도 불구하고 5년을 생존했다. 이 또한 암은 죽는 병이 아니라는 사실을 반증한다. 만약 항암제와 같은 세포독성 물질을 사용하지 않았더라면 생존율이 더욱 높았을 것이다. 항암제는 세포 독성물질로 세포에 극심한 산소 결핍을 만드는 강력한 발암물질이기 때문이다.

이 논리는 생사를 가르는 매우 중요한 사안이므로 누구의 말이 '맞다, 틀리다.' 기싸움을 할 것이 아니고 실험으로 검증할 일이다. 항암제를 받으면 건강한 사람도 수년 내에 암이 발생하고 결국 사망한다. 확인하고 싶다면 건강한 동물과 암에 걸린 동물을 대상으로 수술과 항암제를 사용한 집단과 사용하지 않은 집단의 생존율과 생존기간을 비교 실험해 보면 알 수 있을 것이다.

# 2 암 환자가 죽는 실제 이유

■ 암 환자는 죽음을 떠올린다. 암에 걸리면 시한부 인생이라는 딱지가 붙기도 하고 상당수가 죽기 때문이다. 암은 죽는 병이라고 인식되어 있는데, 만약 암(암 자체)이 죽는 병이라면 그 이유를 설명할 수 있어야 한다. 과연 암 환자가 죽는 이유를 설명할 수 있는 전문가를 본 적이 있는가? 아마도 없을 것이다. 단지 "암은 죽는 병이다, 많은 사람이 암에 걸려 죽었다."는 사실로 인해 암을 죽는 병으로 알고 있을 뿐이다. 혹자는 "죽는 것을 보고도 굳이 그 이유를 설명해야 죽는다는 사실이 증명되느냐?"고 반문할 것이다.

암이 죽는 병인지 아닌지는 외부적인 조처를 하지 않은 암 자체로만 판단을 해야 한다. 만약 암 환자에게 어떠한 조처를 하지 않았음에도 대다수가 죽었다면, 암은 죽는 병이라고 말할 수 있을 것이다. 하지만 암 환자가 죽은 이면에 한 가지 분명한 사실이 있다. 암 환자는 자연사한 것이 아니고 수술과 항암치료를 받았다는 것이다.

이 주장에 반박하려면 '암에 걸리면 죽는 이유'를 말할 수 있어야 한다. 암을 죽는 병이라고 말하면서 죽는 이유를 설명하지 못한다면, 그리고 그들이 자연방치하지 않았다면 암 환자가 죽는 데는 다른 이유가 있다고 보아야 한다.

암은 죽는 병인지, 죽는 병이 아닌지 논리적으로 접근해 보자.

◼ **인간이 죽는 유일한 이유는 뇌 산소 부족 때문이다.**
인간은 뇌 기능이 정지했을 때 사망한다. 혹 장기가 기능을 다 하지 못해도 뇌세포가 살아 있으면 생존한 것이며 다른 장기가 정상이더라도 뇌세포가 죽으면 죽는 것이다.

뇌세포가 죽는 유일한 이유는 뇌세포에 산소가 공급되지 않는 경우뿐이다. 예를 들면 중풍으로 사망하는 이유도 뇌로 가는 혈관이 터져 뇌세포에 산소를 공급하지 못하기 때문이고, 심근경색으로 죽는 이유도 심장이 힘을 발휘하지 못하므로 뇌세포가 산소를 공급받지 못해서 죽는 것이다.

교통사고로 죽는 경우도 다르지 않다. 사고로 뇌출혈이 발생한 경우는 말할 것도 없고, 다른 장기 조직을 크게 다칠 경우에도 마찬가지다. 장기 손상으로 출혈이 많아지면 뇌세포에 혈류를 공급하지 못하기 때문에 뇌세포의 산소 부족으로 죽는다.

총에 맞아 죽는 것도 같은 원리로 설명할 수 있다. 심장에 총을 맞으면 10분 이상 버티지 못하고 죽는 이유도 심장에서 뇌세포로 산소를 공급하지 못하기 때문이다. 그렇다면 다리에 총을 맞아도 죽을 수 있는데 그 이유는 무엇일까? 다리는 뇌세포의 산소 부족과는 직접적인 상관이 없지만, 총상으로 피를 많이 흘리면 혈액이 부족해지므로 결국 뇌세포의 산소부족으로 사망한다.

그렇다면 쇼크사의 경우도 같은 논리로 설명할 수 있을까? 이 경우에도 좀 더 전문적인 생리학적 지식이 필요하다. 심한 스트레스를 받으면 체내에서 많은 활성산소가 발생하고, 활성산소는 체내의 지질을 산화시켜 과산화지질을 만든다. 과산화지질로 인해 (뇌)혈관이 막혀 결국 뇌 산소부족으로 사망하는 것이다.

농약이나 독초를 먹었을 때 사망하는 이유도 마찬가지다. 농약과 같은 독성물질이 체내로 들어오면 해독하는 과정에서 많은 활성산소가 발생하고 그로 인해 혈관이 막혀서 결국 뇌세포의 산소부족으로 사망하는 것이다.

그와는 반대로, 몸의 기력이 다하여 곧 죽을 수밖에 없는 사람도 산소 호흡기를 통해 산소를 공급하면 상당 기간 생명이 연장된다. 어떤 이유든 산소가 부족하면 암이 아니어도 죽고, 산소가 공급되면 몸에 암이 있다고 해도 죽지 않는다.

### ■ 암은 대부분 뇌에 산소결핍을 만들지 않는다.

인간이 죽는 것은 오직 뇌세포에 산소가 부족할 경우라는 사실을 다양한 관점에서 설명했다. 만약 암 환자가 암으로 죽는다면 암이 '사람을 죽게 할 만큼 뇌세포에 산소 부족 현상'을 만들어야 한다. 반대로 암으로 인해 죽음에 이를 정도로 뇌세포에 산소부족을 만들지 않는다면, 암 환자는 암 자체로 죽는 것이 아니라는 논리가 성립한다.

암으로 인해 죽을 만큼 뇌세포에 산소가 부족해지는지의 여부를 알아보자.

약 1g 내외의 세포조직에 만성적으로 산소가 공급되지 않아서 단단하게 굳은 상태가 1기의 암이다. 위암 1기는 위장 조직의 약 100분의 1 만큼 세포가 정상기능을 하지 못하여 소화기능이 조금 떨어진 상태다. 과연 소화기능이 조금 떨어지면 뇌세포가 죽을 만큼 산소를 부족하게 만들까? 그렇지 않다. 위장의 기능이 조금 떨어지더라도 폐 기능이 정상이라면 뇌세포에 산소를 공급하는 데 별 문제가 없다. 그보다 악조건인 위장이 없는 사람도 건강하게 살고 있다는 사실이 이 주장을 뒷받침 한다.

유방암 1기 즉, 유방조직에 1g의 암이 발생했을 경우는 어떠한가? 과연 1g 정도의 유방암으로 인해 환자가 죽을 만큼 뇌세포의 산소결핍을 초래할 수 있을까? 몸 전체와 비교하면 5,000분의 1에 불과하고 유방조직의 100분의 1도 안 되는 조직이 단단하게 뭉쳐 있더라도 유방조직은 산소를 공급하는 기관이 아니므로 뇌세포에 산소결핍을 유발하지 않는다. 따라서 죽을 일이 없다. 폐·간·췌장·신장과 같이 산소공급에 직간접으로 영향을 주는 조직이 아니면 단 몇 그램의 세포가 정상기능을 하지 못한다고 해서 뇌세포에 중대한 산소결핍을 초래하지는 않는다.

핀란드에서는 다른 이유로 사망한 사람 101명의 갑상선을 부검한 바 그 가운데 36명에게서 갑상선암이 발견되었다고 한다. 일본에서는 교통사고로 인한 사망자 부검에서 무려 1kg의 암 덩어리가 발견된 경우도 있다. 그들은 몸속에 암이 있었지만, 뇌세포에 산소공급에 영향을 주지 않았기 때문에 암이 있다는 사실조차 모른 채 건강하게 살았다.

이러한 사례들 역시 암이 결코 인간을 죽음에 이르게 할 만큼 뇌세포에 산소부족 현상을 만들지 않으면 죽지 않는다는 사실을 증명한다. 우리나라 암 환자 110만 명이 생존해 있는 것 자체가 암 자체로는 뇌세포에 죽을 만큼 산소부족 현상을 만들지 않는다는 증거다.

몸에서 위장이나 대장을 절반 이상 잘라 내거나, 담낭 혹은 두 개의 콩팥 중 하나를 떼어 내더라도 죽지 않는다. 대체로 암세포보다 몇십 배나 더 큰 세포 조직을 제거해도 죽지 않는 것은 뇌세포에 죽을 정도로 산소결핍을 초래하지 않기 때문이다.

앞에서 소개한 바 있는 위·췌장·비장·담낭 등 네 개의 주요 장기가 없는 사람이 7년 이상 생존한 이유도 소화기관의 장기가 없지만, 뇌세포에는 산소가 충분히 공급되었기 때문이다. 그에 비해 대다수 암은 장기의 극히 일부분에 문제가 발생한 것으로 뇌세포에는 죽을 만큼 산소 부족 현상을 만들지 않는다. 따라서 단 몇 그램의 암은 물론 2기·3기·4기라고 하더라도 죽지 않는다. 그런데 암의 크기가 작은데도 죽는 사람이 부지기수다. 죽는 병이 아닌데 많은 암 환자가 죽는 것이 현실이라면 암 환자가 죽는 다른 이유가 있다는 얘기다. 그 이유는 바로 암 환자 대다수가 '항암치료'를 받았기 때문이다.

이상의 내용을 다시 한 번 정리하면 다음과 같다.

첫 번째, 인간은 산소결핍으로 죽는다.
두 번째, 암은 산소결핍을 만들지 않으므로 죽는 병이 아니다.
세 번째, 암 환자의 상당수가 죽는다.
네 번째, 대다수 환자는 항암치료를 받는다.

인간이 사망하는 이유는 뇌세포에 산소공급이 안 되기 때문이며, 암세포는 사람을 죽게 할 정도로 뇌세포에 산소부족을 만들지 않는다. 그런데 죽은 사람들은 대다수가 항암치료를 받았다. 그러므로 '암 환자가 죽는 이유는 항암제를 받았기 때문'이라는 가설이 성립한다. 만약 항암제가 사람을 죽게 할 만큼 뇌세포에 산소결핍을 만든다는 사실이 밝혀지면 '암 환자가 죽는 이유'는 암 때문이 아니고 '항암치료 때문'이라는 사실이 증명되는 것이다.

그렇다면 수술과 항암제와 방사선요법이 죽을 만큼 산소결핍을 만드는지 알아보자.

### (1) 수술요법과 산소결핍

암 환자는 대부분 암세포를 제거하기 위해 수술을 받는다. 수술요법은 메스를 이용해 암세포를 물리적으로 제거하는 방법인데, 암세포의 크기가 작더라도 암세포 주위에 있는 조직을 광범위하게 제거하고 림프샘까지도 함께 제거하는 경우가 적지 않다.

위암의 경우는 단지 몇 그램의 암세포 때문에 위장을 절반 가까이 잘라내고, 췌장암이나 담낭암은 암세포가 아무리 작아도 암 덩어리만 제거하기 어렵다는 기술상의 이유로 아예 장기 전체를 제거하는 경우가 대부분이다. 이처럼 수술요법은 환자의 장기를 크게 훼손한다.

수술로 인해 장기조직은 물론 많은 혈관이 절단되기 때문에 많은 출혈이 발생하고 출혈을 막았다고 하더라도 절단된 혈관들이 하루나 이틀 만에 모두 복원되지 못한다. 그러므로 심장으로부터 공급받은 혈액은 모세혈관의 복원 전까지는 더 이상 이동할 통로가 없으므로 멈춰 있게 된다. 이로 인해 어혈이나 혈전이 발생하므로 수술 부위의 주변 세포는 또 다른 산소결핍의 고통을 겪는다.

　이러한 논리의 타당성을 간단하게 증명할 수 있다. 암 환자 수술 부위의 통증은 보통 수주일 이상 지속된다(진통제를 안 먹을 때). 그만큼 장기간 산소결핍 상태로 발암 가능성에 노출되는 것이다.

　그리고 수술 후 먹는 진통제, 소염제, 항생제는 활성산소를 발생시켜서 지방 세포를 과산화지질(산화 LDL)로 만들기 때문에 암 주변에 있던 세포들까지 산소결핍 환경에 노출되므로 결국 암이 재발하는 것이다. 이것이 암은 아무리 잘라내고 또 잘라내도 끊임없이 재발하는 이유다.

### (2) 화학요법과 산소결핍

　수술을 통해 암을 제거해도 암이 계속 재발하자 암 전문의들은 환자의 몸에 남아 있던 암세포가 증식한 것으로 판단한다. 물론 몸속에 암세포가 남아 있을 수 있지만, 수술 후 암이 재발하는 이유는 앞에서 언급한 바와 같이 '수술은 산소결핍을 초래한다.'는 점과 '암이 발병했던 원인을 그대로 두었기 때문'이다. 이러한 사실을 간과하고 재발을 막겠다며 대부분 수술 직후 곧바로 항암제를 사용한다.

　항암제는 암세포를 죽이기 위해 만든 세포독성 물질이다. 암세포를 죽이는 독한 물질인 만큼 정상세포에는 더욱 치명적이다. 여기서 말하는 정상세포란 암세포 보다 수천 배나 큰 몸 전체를 말한다.

항암제의 암 치료 원리를 살펴보자. 항암제는 합성기(세포 분열기 중 하나)단계에 있는 모든 세포를 파괴한다. 암세포의 분열 속도가 정상세포보다 빠르다는 사실을 이용한 것이 항암제의 암세포 사멸 원리다. 하지만 정상세포 중에서도 세포분열이 빨라서 합성기에 자주 노출되는 모낭 세포 · 위장 세포 · 대장 세포 · 소화기 내피세포 · 간세포 · 생식세포는 심한 타격을 받는다. 분열 속도가 느린 세포 역시 영향을 적게 받을 뿐 합성기에 도달할 경우 항암제에 의해 모두 파괴된다.

항암제를 받으면 수술부위 주변 세포뿐만 아니라 간에서도 암이 발병하는 이유는,
** 첫 번째, 항암제 독성이 분열이 빠른 간세포를 파괴하기 때문이다.
** 두 번째, 해독 기능을 가진 간세포가 항암제의 독성을 해독하지 못하기 때문이다.
** 세 번째, 항암제로 인한 활성산소가 간세포의 혈류를 방해하기 때문이다.

항암제로 인해 간암이 발생하면 결과는 매우 치명적이다. 독자 중에는 "유방암 초기에 항암치료를 받았지만 재발하여 다시 항암제를 받았다. 그런데 간에 암이 발병하여 복수가 차는 상태가 되었다."는 사

례자가 적지 않다. 물론 항암제를 받으면 간뿐만 아니고 소화기 계통의 장기 및 폐와 골수에서도 암이 발병 가능성이 매우 높다.

항암제로 인해 골수가 파괴되면 혈소판이 감소하고 정상적으로 적혈구를 생산하지 못하므로 혈액 뭉침 현상 등 혈액에 문제가 발생한다. 혈액이 뭉치면 혈류가 나빠져서 산소공급을 방해하는데 이러한 혈액 뭉침 현상이 뇌에서 발생하면 치매나 뇌경색 혹은 중풍이 발병한다.

항암제를 받은 환자들은 두통 · 전신 통증 · 구토 · 전신피로 · 식욕부진 · 집중력 저하 · 감염 등의 증상을 호소한다. 항암제를 맞은 사람들과 대화해 보면 상대방의 이야기를 듣는 것조차 힘들어 하는데 뇌세포에 산소가 부족하여 집중력이 떨어졌기 때문이다. 항암제는 연탄가스에 중독(일산화탄소가 산소를 빼앗음)되는 것과 같은 수준으로 산소 결핍을 만드는데 치료를 중단하지 않으면 죽음을 면할 수 없다.

항암제 부작용은 항암제를 만드는 제약사에서도 인정하는 사실이다. "항암제인 플라토신을 투여할 경우 쇼크사 · 심장정지 · 심근경색 · 협심증 · 뇌경색 · 혈압저하 · 감염 · 급성심부전 · 요단백 · 혈뇨 · 조혈장애 · 혈소판 감소 등의 부작용이 나타날 수 있다."고 적시되어 있다. 심지어는 항암제 개발자(Darrick Kiim)도 항암제를 사용하지 말라고 경고하였고 암 환자였다가 생존한 다수의 의사도 항암제를 사용하지 말 것을 강력하게 권한다.

항암제가 심각한 부작용을 유발하는 이유는 단순하고도 명료하다. 심장정지의 예를 들어보자. 항암제를 사용하면 많은 활성산소가 발생하고 지질을 산화시켜 혈류를 방해한다. 그 영향이 심장에 미칠 경우 심장 조직에 혈액이 제대로 공급되지 못해 심근경색이나 협심증, 급성심부전, 심장정지 등으로 쇼크사가 나타날 수 있다.

또한, 항암제로 인해 심장의 힘이 약해지면 혈압을 높이지 못해 저혈압이 될 수 있고, 신장에 영향을 미치면 신부전이나 혈뇨 혹은 뇨단백이 나타나고, 골수에 영향을 미치면 골수세포에 산소공급이 안 되어 혈소판 감소나 조혈장애가 나타난다. 또한, 활성산소로 인해 면역력이 약해지면 감염의 가능성이 높아진다.

항암제는 몸 전체에 극심한 산소결핍 현상을 초래하는 강력한 발암물질로서 일정량 이상 투여하면 기존의 암보다도 더 위중한 암을 유발한다. 암이 불과 몇 g의 세포조직에서의 산소결핍 현상이라면 항암제는 몸 전체를 산소결핍 상태로 만든다. 따라서 사망 위험성이 낮은 초기의 유방암이나 위암 혹은 대장암 환자가 항암제를 받으면 결국 간이나 폐, 골수와 같은 중요한 장기에서 암이 발병한다. 항암제를 받았지만 부작용을 경험하지 않았다고 말하는 환자도 있다. 항암제를 받고도 부작용이 없다면 항암제를 약하게 사용했기 때문이며 독성이 약한 만큼 암세포도 죽지 않는다. 즉, 먹으나마나 한 약을 먹은 것이다. 이러한 환자는 암세포가 잘 죽지 않는 만큼 장기적으로 복용하게 된다. 그러나 약한 독성이라도 장기적으로 복용하게 되면 가랑비에 옷 젖듯이 만성적으로 영향을 미치므로 모든 장기가 손상을 받게 된다.

의사들은 항암제로 인해 다른 조직에서 암이 발병하면 최초의 암세포가 다른 조직으로 전이한다고 말한다. 하지만 그것은 현상을 바르게 파악한 것이 아니다. 기존에 있던 암세포에서 전이된 것이 아니고 항암제 치료 및 기존에 암이 발병했던 원인을 방치했기 때문에 다른 장기에서도 산소가 결핍되어 암이 발병하는 것이다.

암의 원인이 산소결핍 때문이라는 사실을 알고 항암제가 세포의 산소 결핍에 어떤 영향을 주는지를 알면 암 환자가 죽는 이유가 항암치료의 결과라는 사실을 이해하는 것은 조금도 어려운 일이 아니다.

### (3) 방사선 요법과 산소결핍

의학계는 항암제로 인한 부작용이 몸 전체에 미치자 국소적으로 암을 죽이는 방법으로 방사선 요법을 개발했다. 방사선 요법은 순간적인 고열(85℃)로 유전자에 직접적인 손상을 줘서 암세포의 재생을 억제시키고, 생화학적 변화를 줘서 암세포를 죽이는 방법이다.

방사선에 노출되면 암세포를 비롯한 모든 (정상)세포가 파괴된다. 세포 조직이 떨어져 나가거나 궤양이 발생하거나 피부 점막의 손상과 염증 · 방사선 노출 부위의 장기 손상 및 기능 저하 · 혈액의 이상 ·

만성 피로 · 전신 피로 · 탈모 · 폐렴은 물론 구토 · 메스꺼움 · 식욕부진 · 감염 등의 증상이 나타난다고 알려졌다 이러한 증상은 모두 극심한 산소부족 증상이다. 방사선 요법을 사용하면 이미 발병한 암세포는 제거되지만 방사선에 노출된 정상세포는 모두 파괴된다.

그뿐 아니다. 방사선에 노출되면 많은 활성선소가 발생한다. 활성산소는 세포를 파괴하여 암을 유발한다. 그리고 혈관벽을 산화시켜 혈류를 방해하므로 산소 결핍으로 암을 유발한다. 실제로 필자의 주장을 뒷받침 하는 임상 결과가 적지 않다.

일본 게이오 대학 방사선 전문의 곤도 마코토 교수나 다카하라 기히치로 박사는 방사선 치료를 받은 환자 대부분 암이 재발했거나 사망했다고 말한다. 그들이 방사선요법이 어떤 기전으로 암을 유발하는지 알았더라면 방사선 치료를 남발하는 일이 줄었을 것이다.

이상에서 살펴본 바와 같이 현대 의학의 암 치료방법은 암을 죽일 수는 있지만 처음보다 더 중요한 다른 조직에 암을 발병케 하며 환자의 수명을 크게 단축시킨다.

# 3
# 원인을 몰라 죽는 치료를 한다

■ 암 환자나 가족은 당장 무엇인가 하지 않으면 당장 암이 온몸으로 퍼져 죽게 될 것이라고 생각하여 불안과 공포감에 휩싸인다. 다급한 환자에게 의사는 당장 조처를 해야 한다며 서두르라고 말한다. 암에 대한 바른 정보가 부족한 환자는 다급한 마음에 수술이나 항암제를 왜 받아야 하는지, 자신에게 정작 도움이 되는 방법인지 아닌지를 전혀 알지 못한 채 의사가 권하는 대로 따른다.

의사들이 권하는 치료란 전통적인 3대 요법인 수술, 항암제, 방사선 치료다. 그러나 의사를 맹신한 나머지 3대 요법을 실시하면 반드시 후회할 일이 발생한다.

앞서 암 환자가 죽는 실제적인 이유는 암이 아니라 산소부족 때문이라는 사실 또한 밝혔고, 산소부족을 만드는 실질적 이유는 항암제 때문임도 밝혔다.

그렇다면 의사들은 왜 죽음의 치료인 항암제를 사용하는 것일까?

첫 번째, 암을 죽는 병으로 오해한다.

암은 대부분 통증을 통해 발견된다. 통증은 산소부족으로 고통을 받는 세포가 산소를 공급해 달라는 신호다. 특별한 외상이 없는데도 통증을 느낀 사람들을 진단해 보면 대체로 장기 조직에 바위처럼 단단한 것이 뭉쳐있다. 그래서 이것을 암癌이라고 명명했다.

암을 수술로 제거하면 환자의 몸에서 일단 암세포는 없어진다. 의사들은 그것을 '암이 관해 되었다.'고 말한다. 수술 후 일정 기간이 경과하면 절단되었던 혈관이 정상화되어 통증은 사라진다. 그러나 수술만으로는 암은 대부분 재발한다. 그 이유는 단순하고도 명료하다. 수술은 이미 발생한 암세포를 제거하는 것일 뿐 암이 발병하게 된 원인을 제거한 것이 아니기 때문이다.

수술해도 암이 재발한다는 사실을 경험으로 알고 있는 의사들은 항암제를 사용하여 재발하는 암을 막으려 한다. 문제는 항암제야말로 전신에 암을 유발하는 강력한 발암제라는 사실을 모른다는 것이다. 항암제를 사용하면 세포 분열이 빠른 간·골수·폐에서 항암제로 인해 암이 발병하는 것이다. 그러면 다시 항암제를 투여하는 일이 반복되고 결국 환자는 사망한다.

이처럼 의사들이 최선을 다해 치료해도 암환자 대부분이 사망하므로 암을 죽는 병으로 인식하게 된 것이다. 그럼에도 불구하고 의사들은 수술은 물론 항암제 처방을 한다.

앞서 수술 요법으로는 암이 재발할 수 밖에 없다는는 사실을 언급했는데, 수술로 암을 제거해도 재발하는 이유는,

**❋❋** 암세포를 제거하지만, 본래의 원인을 제거한 것이 아니므로 재발한다. 즉, 과거에 암이 발병할 수밖에 없었던 원인이 존재하므로 암이 재발하는 것이다.

**❋❋** 수술로 인해 혈관이 절단되면 주변 조직에서 혈류 장애가 발생한다. 그로인해 산소결핍에 노출되어 암이 재발하는 것이다.

**❋❋** 수술과정에서 대부분 림프절까지 제거한다. 림프절이 절단되면 면역력이 떨어져 암의 증식을 억제할 수 없다.

**❋❋** 암이라는 사실을 알게 되는 순간부터 죽을 수 있다는 불안과 공포, 두려움에 휩싸인다. 두려움은 활성산소를 유발하고 그로 인해 혈류가 나빠져 결국 암이 재발하는 것이다.

이처럼 수술을 통해 암을 제거해도 암이 계속 재발하자 의사들은 그것이 마치 환자의 몸속에 남아있던 암세포가 증식하는 것으로 판단한다. 그에 더하여 암을 전이하는 것으로 보지만 암은 전이하지 않는다. 암은 발병 원인 즉, 산소결핍으로 인해 발병할 뿐이다.

두 번째, 수술 후 재발을 막기 위함이다.

의사들은 수술을 하더라도 암이 계속 재발하자 남아 있는 암세포가 다시 증식한 것으로 생각하고 암을 '독한 놈'이라며 다른 방법을 찾는다. 그것이 바로 저승사자인 항암제인 것이다.

항암제를 사용하면 암세포를 죽일 수는 있지만, 독성으로 인해 몸 전체에서 새로운 암이 발병한다. 특히 세포 증식이 빠른 골수·폐·간에서 암이 발병하면 자칫 사망에 이를 수 있다. 이들 장기는 뇌 산소 공급에 직접적인 영향을 미치는 장기이기 때문이다.

기대와는 달리 항암제로 인해 폐·간·골수 등에서 새롭게 발병한 암은 대부분 전신으로 퍼져 수술마저 불가능하게 된다. 그러면 의사는 더 독한 항암제를 사용하자고 권한다. 필자가 만난 대다수의 독자들은 그러한 제의를 받았다고 한다.

다른 선택의 여지가 없는 환자들은 항암제를 받을 것인가에 대한 고민에 빠진다. 이때 의사는 "이대로 두면 죽는다. 다른 선택의 여지가 없다. 알아서 잘 결정하라."며 결단을 촉구한다.

항암제로 인한 고통과 재발을 경험한 환자 중 일부는 항암치료를 포기하려 한다. 그러면 의사는 "암세포만 골라서 죽일 수 있는 치료제가 개발되었다."며 표적치료제를 권하기도 한다. 암세포만 골라 죽일 수 있다는 말에 기대를 걸고 표적치료제를 받는 환자가 적지 않다.

과연 표적치료제로 암세포만 골라 죽이면 암으로부터 자유로운 것일까? 결론부터 말하면 전혀 그렇지 않다. 표적치료제 역시 부작용이 적지 않을 뿐만 아니라 설령 암세포만 골라 죽인다 해도 암에서 해방되는 것이 아니다. 표적치료제로 암세포만 골라서 죽일 수는 있지만 이미 발생한 암세포만 제거할 뿐이다. 암 발병 원인을 그대로 둔 상태이므로 이전과는 다른 형태로 새로운 암이 계속 발생한다.

그러면 새롭게 발생하는 암세포를 죽이기 위한 맞춤형 표적치료제를 계속해서 개발해야 한다는 얘기가 된다. 그것이 과연 가능한 일이겠는가?

환자들이 암 치료 기술에 대하여 실망을 할 때면 "새로운 신약이 개발되고 있으니 이번 항암제는 기대하라."는 말을 앵무새처럼 반복한다. 그러나 항암제로 암을 완치한 사례는 단 한건도 존재하지 않는다. 필자가 단언하는 이유는, 항암제는 중한 암을 유발할 뿐만 아니라 산소결핍을 만들어 환자를 사망에 이르게 만들기 때문이다.

반복되는 항암치료로 인해 몸이 만신창이가 된 상태에서 항암치료를 또다시 받는다면 그 결과는 자명하다. 그럼에도 불구하고 환자들은 다른 탈출구를 찾지 못해 다시 항암제를 받고 회복 불능의 상태에 빠진다. 그쯤 되면 의사는 "우리가 할 일은 다 했다, 더 이상 손 쓸 방법이 없다."면서 "이제는 집에 가서 편히 쉬라."고 말한다. 이것이 암환자가 죽는 전형적인 프로세스다.

의사는 "이만큼 버텨준 것은 그나마 항암제가 환자에게 잘 맞았기 때문이다, 잘 버텨주었다."며 위로의 말을 건넨다. 즉, 병원 치료 덕분에 그나마 이만큼 버텨준 것이라는 말로 우회적으로 자신들의 공로를 내세운다. 환자 가족 중에는 그런 의사에게 감사를 표하기도 한다. 이처럼 의사가 최선을 다했음에도 대다수 암 환자가 죽자 암을 죽는 병으로 오해하게 된 것이다.

국립암센터 이진수 소장은 한 방송에서 "항암제를 사용하는 것은 건물에 불이 나서 어차피 죽을 상황에서 '혹시나' 하고 옥상에서 뛰어내리는 것과 같다."는 말로 비유했다. 건물에 화재가 발생한 것이 암이라면 뛰어내리는 것은 항암제이다. 이 말은 '암을 죽는 병으로 알고 있다.'는 것을 의미하며 '항암제를 받아도 역시 죽는다.'는 사실을 알고 있다는 의미다. 국립암센터 소장의 말을 인용하더라도 암 환자는 극약 처방으로 인해 죽는다는 사실을 알 수 있다.

세 번째, '암의 원인을 모른다.'는 것이다.
현재까지 전 세계 의학계는 암의 원인이 무엇인지 모른다고 말한다. 필자가 만난 암 전문의들 또한 '암은 원인이 없다. 모른다. 알 수 없다. 너무 많다. 복잡하다. 아는 것은 불가능하다.'고 말했다. 각종 방송에서도 암 치료방법을 말하면서 '암의 원인을 모른다.'고 하거나 원인에 대하여는 함구한 채 치료 방법만을 말한다.
현대의학은 스트레스 · 활성산소 · 중금속 등 부분적인 암의 원인을 밝혔으나 암의 본질을 모른다. 그러한 요인들이 어떤 과정을 거쳐 산소결핍을 유발하여 암을 발생시키는지 구체적인 메커니즘을 밝히지 못한 상태다.

암의 원인을 무시한 처방으로 세계 곳곳에서 너무나도 많은 사람이 아까운 생명을 잃고 있다. 그럼에도 불구하고 암의 원인을 찾으려는 노력을 게을리 하거나 포기하는 것은 암 전문의들의 직무 태만이다.

현대의학은 오직 암세포를 죽이는 데에만 몰두한 나머지 멀쩡했던 환자가 죽음을 맞을 때까지 3대 요법을 사용한다. 3대 요법은 원인을 무시한 처방이다. 원인을 무시하는 처방은 배가고파 우는 아이에게 우는 이유를 알아보지 않고 무조건 윽박지르고 시끄럽다며 때리는 것과 다름없다. 배가고파 운다면 먹을 것을 줘야 하는 것이다.

암의 원인을 모르고 치료하므로 자신들의 치료 방법이 암을 치료하는 처방인지, 암을 증폭시키는 처방인지, 아니 환자를 살리는 치료인지, 죽음으로 몰고 가는 치료인지 알지 못한다. 우리나라 암 환자들에게 익숙한 아보 도오루 교수나 곤도 마코토 교수 또한 항암제를 받으면 100% 죽는다는 경험적 사실만 말할 뿐 그 이유를 알지 못하여 방치가 최선이라고만 말한다. 그러나 암을 방치하는 것 또한 위험한 일이다.

의사를 만나기 전까지는 자신에게 암이 있는지조차 모르고 살던 사람이 자신이 암이라는 사실을 알게 되면 곧 바로 중환자가 된다. 암과 죽음에 대한 두려움과 공포감 때문에 면역력이 떨어지고 활성산소가 발생하여 체내 산소가 점점 부족하게 되는 것이다. 그리고 항암치료를 시작하면 그때부터 고통이 더욱 심해진다.

항암 치료를 받아 본 사람들의 말을 들어보면 예외 없이 "항암제가 너무 고통스럽다, 항암제만 안 맞으면 살 것 같다."고 한다. 그럼에도 불구하고 그들 대다수는 죽는 날까지 항암제를 받는다.

항암제 치료 여부를 두고 고민하는 독자들에게 이러한 사실을 설명하면 그 내용을 이해하고 거부하는 환자도 있지만, 일부 의구심을 갖는 독자도 있다. 어떤 독자는 대놓고 "틀린 설명은 없는 것 같으나 의사들과는 말이 전혀 다른데 믿어도 되느냐?"고 반문하는 독자도 있다. 그렇게 묻는 환자들은 대부분 항암제를 받는다. 그들 중 일부는 다시 상담을 신청해 오는데 예외 없이 항암제를 받고 죽음에 이르게 되었다고 고백한다. 참으로 안타까운 일이다.

필자는 충분한 설명을 듣고도 이해하지 못하는 환자에게는 "의사에게 암의 원인이 무엇이냐, 항암제가 암의 원인을 제거하는 약이냐?"고 직접 물어보라고 말해준다. 주치의에게 그런 질문을 해 본 결과 의사들로 부터 '암의 원인을 모른다.'는 말을 듣고 의사를 신뢰할 수 없어 항암제를 거부하고 스스로 자연요법을 실천하여 암에서 생존한 환자들이 적지 않다.

의사가 "당장 조처를 하지 않으면 위험해진다, 수술하자, 이전에 사용한 것보다 독한 항암제를 한 번 더 하자."고 제안하면 환자와 가족들은 어떻게 해야 할지 몰라서 고민과 갈등을 한다. 그쯤 되면 당장 조처를 해야 하는 것은 맞다. 하지만 항암제와 같은 독성물질을 투여할 것이 아니고 산소결핍을 해소해야 한다. 실제로 초기의 유방암을 수술하고 항암과 방사선까지 마쳤지만, 1년 혹은 2년 만에 겨드랑이, 림프샘, 간에서 암이 재발했다는 사례가 대단히 많다.

대다수 환자는 항암 치료로 인하여 머리카락, 손톱, 발톱이 빠지고 두통, 구토, 구내염, 식욕부진에 온몸이 새까맣게 타들어 가는 고통을 받으면서도 그러한 증상을 몸이 살아나기 위한 과정이라고 오해한다.

채널 A 이영돈 피디의 '암 논리로 풀다. 2부 항암제'에 출연한 일본의 마츠오 요시코 씨는 항암제 부작용으로 발이 썩어 발톱이 빠지고 온몸이 다 타들어 가는데도 그러한 증상을 호전반응으로 오해하고 항암치료를 계속 받겠다고 말하는 것을 보았다. 그것은 비단 마츠오 요시코만의 문제가 아니다. 현재 우리나라 암 환자 중 최소 95% 이상이 그녀와 같은 생각으로 항암제를 받는다. 하지만 그것은 암이 치료되는 과정이 아니고 죽음을 향해서 KTX보다 빠른 속도로 달려가는 것이다. 각종 암 관련 카페에는 "항암제로 죽을 것 같다. 어떻게 해야 살 수 있느냐?"고 고통과 두려움을 호소한다. 입으로는 "살 수 있는 방법은 항암제를 받지 않는 것"이라고 말하면서도 또 다시 항암제를 선택하는 것을 볼 수 있다. 만약 암의 원인이 산소부족이라는 사실을 알았다면 산소부족을 심화시키는 무모한 치료를 하지 않았을 것이다.

네 번째, 환자가 항암제를 요구한다.

환자는 의사의 입에서 "맞는 항암제가 없다."는 말이 나오지 않기를 간절히 바란다. 그러나 의사로부터 '당신의 암에 맞는 항암제가 없다'는 말을 듣는 순간 환자는 '나는 이제 죽는구나.' 라고 생각한다. 스스로 암을 치유할 능력이 없는 환자로서는 '맞는 항암제가 없다' 는 말을 들으면 절망감에 빠져든다. 실제로 암 관련 카페에 올라오는 글 가운데 주치의가 '더는 맞는 항암제가 없다' 는 말을 했다며 절망하는 환자들의 글을 볼 수 있다. 환자들은 제발 맞는 항암제를 찾아달라고 애원하고 자신에게 맞는 신약이 언제 나오는지 여기저기 알아보기도 한다. 의사 입장에선 환자에게 항암제를 받으라고 설득할 필요도 없으니 고마운 일이 아닐 수 없다.

항암제는 암세포를 죽이는 동시에 정상세포에도 타격을 준다. 항암제 독성으로 인한 피해는 운동이나 항산화성분 등 어떤 방법으로도 회복되기 어렵다. 그러므로 암 환자는 이점을 분명히 알고 치료 방법을 선택해야 한다. 그렇다면 항암제를 받고도 생존한 사람은 어떻게 설명할 수 있는가? 결론적으로 말하자면, 그들은 항암제를 받아서 생존한 것이 아니고 항암제의 독성마저 극복할 수 있는 바른 섭생으로 바꾸었기 때문에 생존한 것이다. 만약 그들이 항암제를 받지 않고서 산소결핍을 해소하는 생활을 했다면 암을 더욱 빨리 극복할 수 있었을 것이다.

■ **암, 치유해야 한다.**

암은 원인을 제거하지 않는 방법으로는 치료할 수도 없을 뿐만 아니라 제거한다고 해도 100% 재발한다. 암을 완치하려면 암을 발병케 했던 과거의 생활 습관을 바꾸어야 한다. 무슨 암에는 뭐가 좋다는 식의 단편적인 지식으로 암을 치료 할 수는 있겠으나, 치유할 수는 없다. 그러한 방법으로는 혹 치료 되더라도 다른 요인으로 인해 암은 다시 재발할 수 있다.

암을 치유하려면 저산소 환경 · 스트레스 · 포화지방 · 운동부족 · 두려움 · 공포 · 과로 · 농약 · 식품첨가제 · 과도한 설탕 섭취 · 중금속 · 과식 · 흡연 · 음주 · 양약 · 항암제 · 방사선 등의 환경에서 벗어나아 한다. 그리고 항산화식품이나 지방분해효소가 들어 있는 식품을 섭취하여 산소결핍을 해소하면 부작용 없이 암을 치유할 수 있다.

암의 원인을 알지 못해 환자를 죽음으로 내모는 치료를 해서도 안 되고 받아서도 안 된다. 암 발생 요소가 산소결핍과 어떻게 연관되어 있는지를 원리적으로 알고 치유해야 암을 완치할 수 있다.

# 4
# 암은 유전되지 않는다

■ 한국이 낳은 세계적인 핵의학자 미국 엠디 앤더슨 병원의 김의신 박사는 SBS에 출연하여 "암은 100% 유전이며, 연구하면 할수록 치료가 어렵다."고 말했다. 미국 국립암연구소 종신연구원 김성진 박사도 역시 같은 방송에서 "암은 유전이며 치료 약은 없다."고 잘라 말했다. 대부분의 세포학이나 생화학 교과서에도 암은 유전이라고 언급하고 있다. 이들의 발언으로 인해 '암은 유전이며 치료되지 않는 병'으로 오해하고 불안감에 떨고 있다. 세계적인 암 권위자의 말이라고 무조건 받아들이는 것은 바람직하지 않다.

수년 전 미국의 인기 여배우 안젤리나 졸리는 유방암으로 사망한 그녀의 외할머니와 어머니의 유전자가 자신과 같다는 이유로 멀쩡한 유방을 제거했다. 그 후 브라질 등에서는 유방을 제거하는 일이 급증하고 있다. 문화평론가 김갑수 씨는 한 방송에서, 친구의 어머니가 위암이며 형제 5남매 중 3명이 위암으로 죽었고 나머지 2명 역시 위암 수술을 받았다고 한다. 그리고 둘째 딸이 위암에 걸리자 첫째 딸도 유전이 염려되어 멀쩡한 위를 제거했다고 한다. 참으로 끔찍한 일이다. 많은 사람이 조상 중에 암 환자가 있으면 조상으로부터 암을 물려 받았을까 봐 두려워하고 있다. 하지만 암은 유전과는 전혀 상관이 없다. 유전자의 변이는 세포에 산소가 결핍되어 나타난 '인체 현상'에 불과할 뿐 암의 원인과는 전혀 상관없다.

현대 의학의 암 분석 방법은 다음과 같다. 암 환자 중 A유전자를 가진 사람이 30%, B유전자를 가진 사람이 20%, C유전자를 가진 사람이 15%였다고 하자. 그렇다면 암이 유전(발병할)될 확률로 A유전자 30%, B유전자 20%, C유전자 15%라고 분석하는 것이다. 이는 마치 교통사고가 났는데 그중 김씨가 30%, 이씨가 20%, 박씨가 15%일 경우 교통사고의 원인이 김씨가 30%, 이씨가 20%, 박씨가 15%라며 성씨 자체를 암의 원인이라고 하는 것과 같다. 성씨별 교통사고의 발생 비율을 원인요소로 판단하여 그 비율만큼 유전될 확률이 있다고 분석하는 것이 유전공학의 암 분석방법이다. 성씨 분포는 결과를 분류한 것에 불과할 뿐 사고의 원인과는 전혀 상관 없다. 각 성씨별 대책을 세워본들 교통사고를 예방할 수 없다. 사고의 원인이 신호위반 때문인지, 음주 운전 때문인지, 과속 때문인지 그 원인을 찾아 제거해야 한다.

유전공학의 분석방법 중 암을 유전으로 보는 또 다른 형태의 오류가 있다. 만약 100건의 교통사고가 발생했는데, 다리 골절 환자가 40%, 허리 골절 환자가 30%, 목이 골절된 환자가 20%, 머리를 다친 사람이 10%였다고 가정해 보자. 이를 두고 교통사고의 원인 중 다리 골절이 40%, 허리 골절이 30%, 목 골절이 20%라고 분석하는 것이다. 이것은 교통사고의 원인을 분석한 것이 아니고 그 어떤 원인으로부터 발생한 결과를 형태별로 나눈 것에 불과하다. 교통사고의 원인은 신호 위반이나 브레이크 파손 또는 음주 운전 등이며 교통사고를 예방하려면 원인을 제거해야 한다.

암의 원인은 스트레스·중금속·원한·운동부족·과식·포화지방 섭취 등으로 인한 산소결핍 때문이다. 그런데 이러한 원인으로 인해 발생한 유전자 변이를 암의 원인으로 오해하여 변이된 세포(암)를 죽이는 것이 유전공학적 암 치료 방법이다.

어떤 질병이든 원인에 대한 접근을 하지 않으면 결단코 완치는 없다. 수술·항암제·방사선·표적항암제와 같이 원인을 무시하는 방법으로는 절대로 암을 정복할 수 없다. 진정으로 암을 정복하기 원한다면 암세포를 죽이는 방법을 연구할 것이 아니고, 어떤 이유로 인해 암(유전자 변이)이 되었는지를 찾아서 그 원인을 제거해야 한다. 즉, 암에 걸린 생활습관을 바꾸어야 하며, 의사는 환자에게 생활습관을 바꾸는 방법을 알려줘야 한다. 암의 원인이 유전이라며 원인과는 전혀 상관없는 환자의 조상에게 그 책임을 떠넘겨서는 안 된다.

아래의 기사는 유전공학의 비현실성에 대한 내용을 극명하게 보여준다. 조선일보 김철중 의학전문 기자가 인터넷뉴스 조선닷컴 '오늘의 세상'에 올린 기사다.

젊은 나이에 폐암에 걸린 한 의사의 간절한 요청과 학술적 열정이, 새로운 폐암 유발 유전자를 세계 최초로 발견하는 성과로 이어졌다. 서울대 의대 유전체 의학연구소 서정선 교수팀은 22일 "폐암 환자의 유전체 분석을 통해 현재까지 알려지지 않았던 새로운 종류의 유전자 변이를 발견했다."며 "이 사실을 유전자 분야 국제학술지 '게놈(genome·유전체) 연구' 최신호에 발표했다."고 밝혔다. 국내 연구진이 '폐암 유전자'를 찾아낸 것은 처음이다.

이번 연구는 폐암에 걸린 젊은 의사의 애절한 요청으로 시작됐다. 서울의 한 대학병원 영상의학과 의사로 근무하는 김 모(34) 씨는 지난해 우연히 폐암에 걸린 사실을 알았다. 폐암은 발견 당시 이미 간과 뼈에 전이 돼 있었다. 암 병기 1~4기 중 4기였다. 그는 이 상황을 받아들일 수 없었다. 담배를 한 번도 피우지 않았는데다, 폐암에 걸리기에는 나이가 어렸기 때문이다. 폐암은 주로 60세 이상 흡연자에서 발생한다. 폐암의 종류도 여성들이 주로 걸리는 '폐선암'이었다. 이는 전체 폐암의 40%를 차지하며 비(非)흡연자에게 많이 발생한다.

김 씨는 서울과학고를 나와 카이스트(KAIST)를 졸업한 수재였다. 이후 의학전문대학원에 입학해 전문의의 길을 걷던 전도유망한 의학도였다. 마침 대학

선배가 서울대 유전체 의학연구소에 연구원으로 근무하고 있었기에 그는 자신의 유전자 염기서열 전체를 분석해 달라는 요청을 했다. 특이한 유전자 변이가 아니고서는 자신의 폐암 발생을 설명할 수 없다는 생각에서였다.

이를 계기로 지금까지 알려지지 않은 유전자 변이가 발견됐다. 김 씨의 폐암 조직에서 정상 폐에서는 발현되지 않는 'RET 암 유전자'가 기존의 'KIF5B'라는 유전자와 융합돼 비정상적으로 활성화된 사실이 밝혀졌다. 이런 'RET 융합 유전자'가 김 씨에게 폐선암을 일으킨 것이다. 서울대 연구팀은 같은 형태의 폐암을 보인 두 명의 여성 환자에게서도 같은 유전자 변이 현상을 확인했다. 새로운 '폐암 유전자'가 입증된 순간이다. 지금까지 폐암 유발 유전자 변이로는 알크(ALK)·EGFA 등 3개만 발견됐다.

김 씨의 주치의인 서울성모병원 종양내과 강진형 교수도 이번 연구에 공동 참여했다. 강 교수는 "폐암 유발 유전자를 찾아냈으니 치료에도 희망이 보인다"며 "'RET 융합유전자'를 억제할 것으로 예상하는 항암제를 김 씨에게 투여해 볼 생각"이라고 말했다. 김 씨는 줄곧 기존의 항암제로 치료를 받아왔으나 병세가 호전과 악화를 반복하는 것으로 알려졌다.

연구팀은 앞으로 'RET 융합유전자'를 근본적으로 차단하는 약물을 개발할 계획이다. 기존에 발견된 알크(ALK)유전자가 일으키는 폐선암은 전체 환자의 약 4%인 반면, 'RET 유전자' 관련 환자는 그보다 많은 6%로 파악된다. '알크 유전자 신약'은 다국적제약회사 화이자가 개발해 현재 임상시험 중인데, 시판 시 의약품 시장 규모는 50억 달러(한화 약 5조 8,000억 원)로 추산된다.

이런 약물을 쓰기 위해서는 폐암 환자가 어떤 유전자 변이를 가졌는지를 알아야 하므로 거의 모든 폐선암 환자가 유전자 진단을 받게 되는데, 그 진단 기술에 한 사람당 수백 달러가 쓰인다. 통상 특정 유전자를 억제하는 약물을 개발하는 데는 2~3년 걸린다.

서정선 교수는 "이번 발견의 의미는 암 환자를 대상으로 암을 일으키는 유전자 변이를 효과적으로 찾아내 그 환자에게 맞는 맞춤형 암 치료를 적용하는 새로운 의료 혁명이 멀지 않았음을 의미한다."고 말했다.

폐암 말기에도 희망을 놓지 않은 한 젊은 의사의 열정과 노력이 폐암 치료의 획기적 전기를 마련할 것인지 의료계가 주목하고 있다.

이 기사 내용은 서울의대 유전체의학연구소 서정순 교수팀의 암에 대한 오해에서 비롯된 결과다. 흡연 이외에는 폐암을 일으키는 요인이 없다고 단정하고 비흡연자인 김 씨가 폐암에 걸리자 김 씨의 유전자를 새로운 종류의 유전자 변이라며 국제 학술지에 발표한 것이다. 이를 두고 강진형 교수는 폐암 치료의 희망이 보인다고 말했다.

그러나 필자가 보건대, 서울의대팀 유전체의학연구소에서 김 씨의 폐암 발병에 대하여 유전병으로 분석한 것은 암의 본질을 전혀 알지 못해 발생한 해프닝에 불과하다. 김 씨가 폐암에 걸린 이유는 폐암이 발병할 원인 즉, 생활습관 때문이지 그의 유전자와는 무관하다.

이러한 분석은 본질을 흐려 암 정복에 장애가 될 뿐이다. 연구자들이 폐암을 일으킨다는 새로운 유전자는 무엇을 의미하는가?

교통사고의 예에 비유하면, 사고로 허리나 목 혹은 다리를 다친 것이 아니고 특이하게도 손톱이 빠진 것이다. 교통사고로 손톱이 빠진 사례가 전례가 없었다며 교통사고의 새로운 원인을 발견했다고 말하는 것과 같다. 그리하여 교통사고에 대한 대책으로 빠진 손톱을 복원하는 연구를 하겠다는 것과 같다. 이것이 이치에 맞는 접근일까?

모든 암은 산소결핍으로 발생한다. 폐암도 마찬가지다. 흡연이 아니더라도 폐세포에 산소가 결핍될 수 있는 요소는 무수히 많다. 다만 폐암 환자의 약 80%가 흡연자로 압도적으로 많을 뿐이다.

흡연하는 사람이 폐암에 많이 걸리는 이유는, 흡연 시 발생하는 많은 양의 일산화탄소가 헤모글로빈과 강력하게 결합하므로 산소 운반을 방해하기 때문이다. 게다가 흡연 시 혈관이 급속도로 좁아지므로 산소공급이 크게 위축되어 그 악영향을 폐세포가 가장 먼저 받는 것이다.

그렇다면 흡연하지 않는 사람이 폐암에 걸리거나 흡연하면서도 자기 수명을 다하는 사람은 어떻게 설명할 수 있을까? 그 이유는 단순 명료하다. 폐암에 걸리는 이유는 흡연 외에도 수백 가지가 되는데, 흡연을 해도 유산소 운동과 스트레스 관리 · 항산화식품 섭취 등

폐포에 산소가 잘 공급되는 생활로 흡연의 악영향을 극복했기 때문이다.

흡연이 아니어도 폐암을 유발하는 요소는 매우 다양하다. 흡연외에는 폐암을 유발하는 요인이 없다고 단정하여 비흡연자의 폐암을 모두 유전적 시각으로 접근하는 오류를 범해서는 안 된다.

백보를 양보하여 의학계 주장대로 암이 유전이라고 하자. 그렇다면 지금 의학계가 암 정복을 위해 노력하는 것 자체가 모두 무의미하다는 결론이 나온다. 유전이라면 예방할 수도 없고, 치료한다고 해도 새로 증식하는 세포는 모두 암세포일 것이기 때문이다. 유전을 전제로 하면 암 환자인 조상의 암으로 인해 자손 대대로 모두 암에 걸리고 죽는 날까지 항암제를 받아야 한다는 결론이 된다.

원인을 모르면 절대로 암을 정복할 수 없다. 그것이 미국 국립암연구소가 암과의 전쟁에서 패배를 인정한 핵심 이유이기도 하다.

# 5 조기진단으로 생명을 잃는다

■ 전 세계 의학계에서 괄목할만한 발전을 이룬 분야는 암을 조기에 발견하는 기술이다. 몸속에서 하루에 몇 개의 암세포가 발생하는지 알 수 있고, 암 발생 시점까지도 예측할 수 있다니 가히 놀랍다. 일반적으로 1cm 정도 크기의 암을 1기의 암이라고 하는데 세포 수가 약 10억 개에 해당하므로 현대 의학에서는 마음만 먹으면 모든 사람을 암 환자로 만들 수 있다.

암을 조기에 발견하면 생존율이 높다는 이유에서 대국민 홍보와 함께 무료 검진을 받게 하는 등 암 조기발견을 위해 정책적으로 많은 노력을 기울이고 있으며, 그로 인해 암 확진자 수가 급속도로 늘고 있다. 우리나라는 암 병기별 유병률 통계를 5년 단위로 묶어서 만들고 있다. 5년에 한 번, 그것도 5년간의 평균 결과만 알 수 있을 뿐이다. 왜 그렇게 하는지는 알 수 없으나 국가에서 제시하는 자료로는 암 치료 기술력 향상 여부를 정확히 분석할 수 없다.

다만 연세의료원의 자료에 따르면, 암 조기(0기, 1기) 진단율은 2000년 31.5%, 2004년 45.2%로 증가해 연평균 3.5%의 상승률을 보였다. 이러한 추이를 감안하여 계산하면 2013년 조기진단율은 대략 76.0%로 추정된다. 즉, 2000년에는 암 환자의 31.5%가 조기암이었다면 2013년에는 76%가 조기암으로 추정된다. 특히 갑상선암은 최근 10년 동안 10배, 25년간 30배나 급증했다. 인구 10만 명당 81명으로 영국의 17.5배, 일본의 10배나 높고 OECD 국가의 평균보다 10배나 더 많이 발견된다. 이 또한 암 조기발견의 결과이며, 국내 비교에서도 강남 3구 지역이 강원도보다 갑상선 암이 4배 이상 더 많이 발견된다는 사실은 시사하는 바가 크다.

이러한 현상에 대하여 국립암센터 이진수 소장은 "강남이 강원도보다 건강검진 기회가 많아서 더 많은 사람이 암을 조기에 발견했기 때문이다."라고 언급했는데, 이 소장 또한 암 조기검진으로 인해 암 환자가 늘고 있다는 점을 지적한 것이다.

다시 정리하면 과거보다 암이 많이 발생한 것이 아니고 과거에는 검진이 안 되어 모르고 살던 사람들이 조기검진으로 암 환자가 된 사람이 매우 많은 것이다. 우리나라는 2014년 22만 명의 암 환자가 발생하고 그중 76%인 17만여 명이 조기암 환자다.

암을 조기 발견하면 생존율이 크게 높다는 이유에서 암을 조기에 검진하면 큰 행운이라고 말하기도 하는데 과연 그럴까?

■ 암 검진으로 암이 발생한다.

방사선은 강력한 발암 물질이며, 인체는 방사선 5~150밀리시버트(mSv)에 노출되면 암이 발생한다고 알려졌다. 암 검진을 위해 CT나 CAT 촬영이 이루어지는데 특히 CT에 노출되는 방사선량은 일반 X-RAY의 50~100배에 이른다. CT 촬영을 1회 실시하면 10~20밀리시버트(mSv)의 방사선이 투과되는데 일단 촬영실에 들어가면 4~5회 실시된다.

10 밀리시버트(mSv)의 방사선에 노출되면 1만 명당 1.5명이 폐암으로 사망하고, 1명이 대장암으로 사망한다는 연구보고가 있다. (New England Journal of Medicine 2007) 촬영을 위해 사용되는 조영제 또한 어지럼증, 메스꺼움, 구토 증세가 나타나는 등 암 환자에게는 매우 해롭다. 유방 X선 검사(맘모그리피) 시에는 1회당 3 밀리시버트(mSv), 대장 검사를 위해 방사선을 조사照射하면 15밀리시버트(mSv)가 피폭된다.

이러한 방사선에 노출되면 많은 활성산소가 발생하여 산소결핍 증상을 겪는다. 더군다나 암 환자는 산소가 부족한 상태이므로 방사선에 피폭되면 산소부족 현상이 더욱 심해져 암이 급속도로 확산한다.

■ 조기암 환자는 건강한 사람이다.

책의 앞부분에서 암은 죽는 병이 아니라는 사실을 사례와 논리로 밝혔다. 사례자 대다수는 병원 치료를 받기조차 어려운 3기나 4기 혹은 말기의 암 환자였다. 그에 비교하면 조기의 암 환자는 극히 일부 조직(몸의 약 1/5,000)에서 산소가 부족할 뿐 건강한 사람들이다. 건강한 사람이 단 몇 g의 암세포가 있다는 이유로 수술·항암제 혹은 방사선 치료를 받고 주요 장기에 암이 발병하여 결국 사망하는 것이다.

암은 알려진 것과는 달리 빨리 증식하지 않는다. 이러한 사실은 많은 연구 결과에서도 증명되고 있다. 스웨덴에서 연구한 결과에 따르면 자궁에 발생한 상피내암(표면에 발생한 암)이 장기에 침윤하는 암이 되는 경우는 100명 중 1명에 불과했다. (Journal of National Cancer Institute (1993)

오스트리아에서도 조기 위암 환자를 수술하지 않고 11개월에서 36개월까지 관찰한바 암이 커진 환자는 한 명도 없었다. (Lamcet, 1988)

물론 위의 자료는 자궁암 혹은 위암 검진 이후 병원 치료를 거부한 것 외에 어떤 생활을 했는지 언급하지 않아 자연 방치의 결과라고 단정할 수는 없다. 분명한 것은 '병원 치료를 받지 않을 경우 암은 급속하게 성장하지 않는다.'는 사실이다.

실제 독자 상담을 받아보면 암이 커지는 경우도 있지만 그대로이거나 커졌다가 작아지기를 반복하거나 줄어들거나 아예 없어지는 사례도 적지 않다.

상피내암과 같이 표피에 발생한 상태는 방치해도 암 발병 요인이 영향을 미치지 않으면 대부분 3·4기로 증식하지 않으며 생명을 위협하지 못한다. 건강한 사람의 몸에 암을 유발하는 X-선을 투과하고 장기를 드러내고 독한 화학물질을 투여하는 행위는 정상세포에는 치명적이다.

### ■ 현대 의학적 조기암 치료는 악행이다.

"조기암을 검진하는 것은 악행이다." 이 말은 길버트 웰치 다츠머스 의대 교수가 갑상선암을 조기에 발견하여 치료하는 것을 두고 한 말이다. 하지만 조기검진이 악행이라는 것은 비단 갑상선암에만 해당하는 것이 아니다. 극히 일부의 암(극심한 통증, 다른 장기 영향, 생리적 문제, 과도하게 증식)을 제외한 모든 암에 해당한다.

이제부터 그 이유를 좀 더 상세하게 알아보자. 조기의 암은 평균 0.5cm 내외의 작은 암, 표면에 나타난 염증 상태의 상피내암, 지방 뭉침, 혹은 혓바늘이나 종기, 뾰루지와 같은 상태다. 그러한 증상은 있다가도 없어지고, 없다가도 발생하기를 반복하는 산소결핍에 대응하는 자연스러운(없는 게 좋지만) 인체 현상이다. 사실상 단단해진 조직을 발견하면 암과 지방 뭉침에 대한 판단 기준은 분명하지 않다. 의사가 주관적으로 그것도 '암이다'라고 하니 암일 뿐이다.

조기의 암은 주로 전립선암이나 유방암, 피부암, 갑상선암 등에서 발견된다. 이러한 장기조직에서는 암이 발병해도 뇌세포의 산소결핍에 영향을 주지 않는다. 굳이 제거하지 않아도 크게 위험하지 않은 것을 암이라며 수술에 이어 항암제마저 사용한다면 그중 약 60%는 결국 중한 암이 발생한다. 만약 조기검진을 받지 않았다면 암이 있는지 조차 모르고 건강하게 자기 수명을 다할 수 있을 것이다. 조기검진으로 인해 중요한 장기를 잃고 더 중한 암이 재발하여 많은 사람이 생명을 잃는다. 많은 암 환자가 이러한 코스를 밟고 있는데 이것이 조기암 발견에 따른 비극이다.

### ▣ 수술받으면 수명이 짧아진다

필자는 공영방송에서 '0기의 암을 찾아라.'는 제하의 특집방송 제목을 보는 순간 섬뜩한 생각이 들었다. 0기의 암을 찾아 무엇을 하려고 하는가? 문제를 빨리 인지하여 생존율을 높이기 위함이겠지만, 수술 혹은 항암제를 쓰게 되면 다시는 돌이킬 수 없는 치명적인 결과를 초래한다. 보통 10억 개의 암세포(1g)가 모이면 1기의 암으로 분류하는데 현대 의학은 0.5g 이하의 암은 물론 수천 개의 암세포도 찾아낼 수 있다고 한다. 만약 0기의 암 환자에게 수술, 항암제에 이어 방사선과 진통제, 소염제 등을 사용한다면 산소결핍으로 인해 암세포가 증식하여 1기 혹은 2기, 3기의 암 환자가 된다.

국립암센터 이진수 원장은 방송에서 "(갑상선암)조기검진은 수검자에게 아무런 도움이 되지 않는다."고 말했다. 그는 자신도 갑상선 결절이 있어서 조직 검사하라는 권유를 받았지만, 단호히 거부했다고 말했다. "문제가 있으면 아는 게 좋지 않으냐?"는 기자의 질문에 그는 "알아서 좋을 게 뭐 있느냐, 모르고 행복하게 사는 게 좋다."고 말했다. 우리나라 최고의 암 전문의로서 (갑상선)암을 수술하는 것이 결코 이롭지 않다는 사실을 많은 치료 경험을 통해 알고 있다는 얘기다.

그는 "암을 조기 검진하지 말라."고 아무리 얘기해도 "방송에서 떠들고(겁주고) 본인이 두려우면 할 수 없는 일"이라며 안타까움을 표시했다. 과잉진단의 폐해를 보다 못한 국립암센터 서홍관 박사 주도로 의사연대를 구성하여 김소영 예방의학과 전문의, 박종혁 충북대 교수, 성지동 성균관대 교수, 안형식 고려대 교수, 신상원 고려대 교수, 이재호 카톨릭 의대 교수, 홍원준 원자력병원 박사 등 8명의 의사가 갑상선암 과잉진단 저지에 나섰다. 특히 서홍관 박사는 "정상인에게 갑상선암 환자라는 딱지를 다는 현실을 바로 잡을 것"이라며 기자회견을 자청하여 조기검진의 문제점을 강력하게 제기했다.

KBS 추적 60분에 출연한 바 있는 서울대 식품학과 O지현 교수(44)는 병원 검진결과 0.5cm 갑상선암 진단을 받고 의사로부터 절제 수술을 권유받았다. 하지만 단지 암이라는 이유로 수술을 하라는 의사의 권유를 단호하게 거부했다. 국내 병원을 신뢰할 수 없었던 그녀는 수술을 거부하고 일본을 왕래하며 경과를 관찰했는데, 6년 동안 암세포가 조금도 자라지 않고 그대로였다. 그녀는 6년간 암을 달고 살면서 암은 위험한 병이 아니라는 사실을 알았다고 한다.

일본에서는 무증상의 갑상선암은 수술은커녕 진료조차 하지 않는다. 이와오 수기타니 일본 암 재단 부속병원 두경과 교수는 그 이유를 "암 진단이 암을 줄이는데(암 환자의 생명 연장에) 도움이 안 되기 때문"이라고 말한다.

또 다른 출연자인 O미선(51) 씨, 그녀는 2009년 갑상선암 진단을 받았지만 수술하지 않고 현재까지 건강하게 살고 있다. 병원에서는 당장 수술해야 한다고 겁을 주었지만, 5년이 지난 2014년 6월 갑상선암은 조금도 커지지 않았고, 지금까지 아무런 불편함 없이 생활하고 있다.

이와는 반대로 아무런 증상도 없던 사람이 수술을 받고 중환자가 된 예가 매우 많다. 같은 프로그램에 출연한 O지숙 씨는 2012년 초 병원 정기 검진 중 추가 검진에서 7mm의 결절이 암으로 확인되어 갑상선 전절제 수술을 받았다. 수술 전에는 아무런 자각 증상 없이 건강하게 봉사활동을 하면서 살았지만 갑상선 절제 수술 후 그녀의 인생은 180°바뀌고 말았다. 수술 후 3년이 되었지만 기력이 떨어져 아무것도 할 수 없게 되었고 무기력증과 함께 평생 약을 먹어야 한다는 사실에 우울증에 시달리며 살고 있다.

매년 발견되는 40,000명의 갑상선 환자 중 치료를 받은 대다수 환자는 O미선 씨와 같은 처지가 되었다. 우리나라에서는 매년 조기검진을 받은 17만여 명이 그들과 유사하거나 더 중한 상황에 처한다. 암 발견은 바른 치료 방법을 알고 있을 때만 의미가 있다.

물론 모든 암에 대하여 수술이 불필요하다는 얘기는 아니다. 대장암·직장암·담낭암처럼 생리적으로 문제가 발생하거나 통증이 너무 심한 경우, 암세포가 급속도로 커져 다른 장기를 압박하는 경우, 뇌종양과 같이 뇌산소 결핍으로 위험한 경우 등은 수술이 필요하다. 다만 무분별한 수술은 반드시 재고해야 한다.

일본이 국가적 차원에서 암 환자를 대상으로 조사한 결과, 수술한 환자보다 방치한 환자(수술이 불가능함)의 수명이 약 2.5배 더 길었다. (Gastroenterological, Endoscopy, 1989)

1976년 미국 로스앤젤레스의 17개 대형 병원 의사들이 보험수가 문제로 파업했는데, 파업 기간에 수술이 60% 줄어들자 사망률은 18% 감소했고, 파업을 철회하자 사망률이 원점으로 돌아왔다. (캘리포니아 대학의 밀틴 레머 박사)

이러한 연구결과 외에도 이스라엘, 스웨덴, 필란드 등 병원치료로 인해 수명이 짧아진다는 연구 결과가 적지 않다. 병원에서는 대다수 암 환자에게 수술과 같은 외과적 처방을 한다는 사실에 비추어 의미있는 통계인 것만은 분명하다.

# 6
# 암 완치율, 낮아지고 있다

■ 암 치료기술 수준을 판단하려면 정확한 척도가 있어야 한다. 그것은 곧 암 병기별 5년 생존율과 재발율이다. 필자가 질병관리본부에 문의한바 우리나라에서는 그러한 치료기술 추이를 알 수 있는 데이터를 만들지 않는다고 한다. 그 이유를 묻자 환자들이 실망할 것이 우려되기 때문이라는 어이없는 답변을 들었다. 우리나라는 암 치료기술 지표로 5년 생존율을 사용하는데 생존율이란 치료받은 암 환자 가운데 5년 생존한 비율이며 암의 완치와는 전혀 다른 개념이다.

암 치료 후 재발과 치료를 반복하면서 생존한 환자도 5년 생존율에 포함된다. 심지어는 산소 호흡기를 끼고 5년을 생존하거나, 항암 부작용으로 고통받으며 5년을 버티고 다음 날 죽어도 5년 생존율에 포함된다.

하지만 완치란 '치료 후 몇 년을 생존했느냐?'가 아니고 '암이 재발하지 않고 자기 수명을 다하거나, 암 재발 없이 최소 5년을 생존한 경우'를 말한다.

### ■ 생존율 향상은 치료기술 향상 결과가 아니다.

매년 암 생존율이 높아지고 있다는 발표가 나온다. 하지만 앞서 언급한 대로 그것은 과거보다 상대적으로 건강한(조기의 암) 사람을 암 환자로 분류하여 치료한 결과이다. 높아진 생존율이 치료기술 향상으로 인한 결과인지 아니면 단지 건강한 사람을 암으로 둔갑시켜 나온 결과인지를 알 필요가 있다.

그것은 다음 세 가지의 관점에서 분석할 수 있다.

첫 번째, 수명이 같은 환자를 치료한 결과인가?

암 조기 진단으로 5년 생존율이 높아진 것은 사실이지만 그것이 치료기술 향상에 따른 결과임을 입증하려면 조기암 환자(0기, 1기)와 기존의 암 환자(평균적으로 2기 혹은 3기)가 같은 수명을 갖고 있음이 전제되어야 한다. 그런데 2011년 10월 27일 연세의료원 암센터에서 발표한 자료에 따르면, 주요 암에 있어서 조기암의 생존율은 90%(0기 96%, 1기 83%)이며, 후기 암의 생존율은 45%(2기 70%, 3기는 45%, 4기는 약 17%)다. 조기의 암 환자는 본래 건강하므로 치료기술력과는 상관없이 5년 생존율은 높아질 수 밖에 없다.

두 번째, 사망자 수를 얼마나 줄였는가?

보건복지부가 발표한 갑상선암 환자의 통계를 보면, 2003년에는 4,000명을 치료하여 350명이 사망했는데, 2013년에는 40,000명을 치료하고도 똑같이 350명 사망했다. 즉, 10배나 더 많은 환자를 치료하고도 단 한 명의 사망자도 줄이지 못한 것은 10년 전보다 추가로 검진한 36,000명은 전혀 불필요한 검진과 치료를 받았음을 의미한다. 2013년 자료에서 우리나라의 최근 20년간 암 사망률이 큰 폭(+6%) 증가했다. 생존율과 사망률이 동시에 높아진 것은 과거보다 많은 조기 암 환자를 치료하므로 5년 생존율(대다수 재발을 반복함)은 높지만 완치되지 못하고 5년 후 사망하는 사람이 많다는 것이다.

세 번째, 암 병기별 생존율이 높아지는가?

국가에서는 암 완치율은 물론 암 병기별 생존율을 공표하지 않는다. 다만 조기 검진 비율 상승과 5년 생존율 상승 추이를 비교함으로써 암 치료기술 향상 여부를 추정할 수 있다. 우리나라 암 조기(0기, 1기)발견 비율은 2000년 31.5%에서 2013년에는 76% (추정)

| 연 도 | 조기발견 비율 | 5년 생존율 |
|---|---|---|
| 2013 | 70.0% | 70.3% |
| 2012 | 72.5% | 68.2% |
| 2011 | 69.0% | 66.1% |
| 2010 | 65.5% | 64.0% |
| 2009 | 62.0% | 61.9% |
| 2008 | 58.5% | 59.8% |
| 2007 | 55.0% | 57.7% |
| 2006 | 51.5% | 55.6% |
| 2005 | 48.0% | 53.5% |
| 2004 | 43.5% | 51.4% |
| 2003 | 41.0% | 49.3% |
| 2002 | 37.5% | 47.2% |
| 2001 | 34.0% | 45.1% |
| 2000 | 31.5% | 43.0% |

암 조기발견 및 생존율 추이

로 높아졌다. 또한, 보건복지부가 최근 발표한 암 5년 생존율은 2001년~2005년 53.8%에서 2007년~2011년 66.3%로 전 기간 대비 12.5% 향상되었다고 밝혔는데, 두 기간 평균 연도(2003년~2009년)를 기준으로 계산하면 6년간 12.5%의 생존율이 향상되었으므로 연평균 2.1% 향상되었다. 이를 근거로 추정하면 연도별 조기발견 비율과 생존율은 앞에서 제시한 표와 같다.

이상의 자료를 종합하면 2000년도에 비하여 2013년에는 조기발견 비율이 44.5%, 5년 생존율은 27.3% 높아졌다. 증가한 생존율 27.3%에는 같은 기간 중 높아진 44.5%의 조기암 환자가 포함된 것이다. 참고로 보건복지부가 2013년 발표한 암 병기별 생존율은 2007년~2011년 기준으로 '전이암'의 경우 18.2%가 5년 생존했으며, 조기발견 비율이 높아지지 않은 암은 매우 낮은 생존율(전이한 경우 위암 5.8%, 간암 4.9%, 담낭 및 담도암 2.7%, 췌장암 1.8%)을 보였다. 조기발견이 어려운 암은 평균적으로 3.5% 내외의 생존율 즉, 96.5%가 5년 이내에 사망한다.

### ■ 암 치료기술이 퇴보하고 있다는 증거 자료

암 치료기술의 척도는 5년 생존율이 아니고 암 병기별 생존율 혹은 완치율이다. 그런데 국가가 암 병기별 통계 추이를 공개하지 않아 현재로써는 알 수 없다. 공개된 자료를 추적하여 분석해 보면 우리나라의 경우 암 치료기술이 과거보다 오히려 떨어지고 있음을 알 수 있다.

서울대병원의 분석에 의하면 "1991년에서 1996년까지 말기암 환자 271명을 대상으로 조사한 결과 평균 '78일' 생존했다."(1998년 9월 30일 자 중앙일보)고 밝혔다. 그로부터 약 13년 후인 2011년, 국립암센터 윤영호 박사가 국내 11개 대학병원에서 치료받은 18세 이상의 말기암 환자 481명을 대상으로 생존일 수를 관찰한 바 "말기암 진단 후 평균 생존일수는 '69일'이었다."(그중 19%는 1개월 이내에, 41.3%는 3개월 이내에, 17.7%는 6개월 이상 생존했다)고 밝혔다. 2011년 6월 20일 임상종양학회지(Journal of Clinical Oncology)에 발표된 논문이다.

그리고 통계청은 최근 21년간(1990~2011) 암 사망율이 OECD 평균(-14%)인데 반해 우리나라는 +6%로 브라질(+11%)에 이어 두 번째로 높다고 밝혔다. 매년 평균 0.3%씩 증가한 것이다. 특히 간암 사망률은 답보 상태이고 폐암·췌장암·담도암 등의 사망률이 크게 높아지고 있다.

지난 21년 동안 전체 암 조기검진 비율이 크게 높아졌음에도 불구하고 사망률이 지속적으로 높아진 것은 곧 암 치료기술이 퇴보한 것임을 부인할 수 없을 것이다. 필자의 분석에 논란이 있다면 암 병기별 5년 생존율 추이 혹은 암 치료 후 5년 무재발률(완치율) 추이를 공개하면 논란을 벌일 일이 없을 것이다.

## 7
## 무한증식설과 전이설이 조기진단을 부추긴다

■ 암이 무한증식하며 영생불멸한다는 주장은 현대 의학의 이론이며 세포학 등 각종 대학교재에서도 언급하고 있다. 암이 무한증식한다고 주장하는 학자들의 논리는, 암세포가 정상세포보다 생명력이 강하며 증식이 빠르고 일단 암이 발병한 환자에게서는 다른 조직에서도 암 발생 빈도가 높다는 사실에 기인한다.

암세포의 증식이 정상세포보다 빠른 것은 사실이지만 절대로 무한증식하지 않으며 암이 확산하는 것은 맞지만, 암의 특징과 인체 구조상 암은 전이할 수 없다. 암의 무한증식설과 전이설의 허구성은 필자의 '**암 산소에 답이 있다**' 책에서 상세하게 밝힌 바 있으니 더 깊은 이해가 필요하면 참고 바란다.

다만 암 전이설과 무한증식설이 항암제를 받는 근거가 되므로 주요 내용만 요약하여 언급해 보고자 한다.

암은 저산소 환경에서 생존은 물론 증식도 가능하며 정상세포보다 수명도 길다. 하지만 암세포는 죽기도 하고 정상세포로 다시 돌아온 다는 사실이 많은 실험을 통해 밝혀진 바 있다. 그것은 곧 암이 무한 증식 혹은 영생불멸하지 않는다는 증거다.

간암의 경우 동맥 색전술로 암세포를 죽이는데 암이 영생불멸한다면 동맥 색전술은 존재할 수 없다. 동맥 색전술이란 혈전 물질을 사용하여 암세포로 가는 동맥을 차단함으로써 암세포를 괴사시키는 방법이다. 그것은 곧 산소공급이 중단되면 암세포가 죽는다는 사실을 증명한다.

그와는 반대로 산소를 공급하면 암은 증식하지 않고 정상세포로 바뀐다. 고압산소를 통해 암이 치료된다는 사실과 항산화성분으로 혈류가 개선되면 암이 치유되는 것이 그 증거다.

또한, 녹차의 카테킨 · 토마토의 리코펜 · 키위의 베타카로틴 등이 암세포를 정상세포로 복원시키며, 인삼의 사포닌 · 마늘의 알리신 · 양파의 퀘르세틴 · 복분자 및 오디의 안토시아닌 · 포도의 라스베라트롤 등 각종 항산화성분이 암의 자연사를 유도했다는 수많은 실험 결과는 암 무한증식설 혹은 영생불멸설이 사실이 아님을 증명한다. 그 외에도 옻나무의 우루시올(플라보노이드) · 딸기의 안토시아닌 · 버섯의 베타글루칸 · 콩 · 차 · 과일 · 채소 등에 들어있는 플라보노이드, 비타민A, 비타민D, 비타민E 등 풍부한 항산화식품을 섭취하면 암세포가 없어진다(Apoptosis)는 사실이 밝혀지고 있다.

그리고 많은 사례에서 보았듯이 아무런 (병원)치료를 하지 않고 몇 년이 지나도 암세포가 전혀 변하지 않거나 혹은 작아지거나 아예 없어지는 경우도 적지 않다는 사실은 암이 영생불멸하지도 않고 무한증식하지 않는다는 증거다. 그에 더하여 하루에 발생하는 수천 개의 암세포가 면역력에 의해 대부분 사멸된다. 이는 암의 무한증식설을 주장하는 학자들이 스스로 밝힌 사실이다.

### ■ 암 전이설은 사실이 아니다.

암이 '전이하느냐, 전이하지 않느냐' 하는 것은 암 무한증식설과 함께 환자의 생명을 좌우하는 매우 중요한 판단요소다. 지금까지 암은 전이한다는 것이 의학계의 주장이고 암의 특징에 대한 핵심 이론이다. 필자가 만난 의사들은 항암치료 후 다른 곳에서 암이 발병한 것을 모두 전이되었다고 주장한다. 하지만 그것은 암이 전이한 것이 아니라 항암제의 독성과 과거의 잘못된 섭생으로 인해 정상이었던 세포조직이 산소결핍 상태로 바뀌어 암세포로 변한 것이다.

암이 전이한다는 의미는 단 몇 개의 암세포만 생겨도 그것이 혈관을 타고 몸 이곳저곳에 침착(침윤)하여 다시 증식하고 순식간에 몸 전체가 암으로 뒤덮인다는 것을 의미한다. 하지만 암세포가 혈관을 타고 다른 곳으로 이동한다고 하더라도 그러한 암세포는 크기가 아주 작으므로 모두 면역세포에 의해 사멸된다는 사실을 의학계가 밝힌 바 있다. 암은 전이하는 것이 아니고 산소가 결핍되면 발생한다. 최초에 암이 발병한 것처럼 말이다. 새롭게 발생하는 것을 모두 전이로 본다면 처음 발병했던 암도 전이되었다는 의미일진데, 그것은 암이 전염된다고 말하는 것과 같다. 만약 암이 전이한다면 한 번 암에 걸린 사람은 암세포가 혈관을 타고 다니면서 여기저기 암을 확산시켜 온몸이 암으로 뒤덮여 모두 사망할 것이다. 게다가 정상인도 매일 수천 개의 암세포가 생기고 그것이 무한증식하고 또 전이한다면 태어난 지 몇 년 내에 모두가 암으로 죽는다는 결론이 나온다. 이러한 논리에서 볼 때 암 전이설의 실체는 없다.

그럼에도 불구하고 암 환자들은, "초기 암이지만 증식이 빠르고 전이가 우려되므로 빨리 손을 써야 한다."며 주치의로부터 수술 및 항암제를 권유 받는다. 사실상 암에 대해 바른 지식이 없는 암 환자로서는 주치의로부터 그러한 말을 들으면 수술 혹은 항암제를 수용할 수밖에 없다. 오늘날 인류가 암으로 인해 죽음을 면치 못하는 실질적인 이유는 무한증식이론과 170년 전 홀스테드라는 학자의 잘못된 '암의 전이설'이 결정적인 역할을 하고 있다는 것이 필자의 진단이다.

■ **암 전이설로 많은 암 환자가 억울하게 죽는다.**

암 전이설로 인해 암을 조기에 발견해야 한다는 논리가 나왔으며 일단 발견되면 전이를 막기 위해 무시무시한 항암제를 사용한다. 암 전이설의 실체를 모르면 항암제가 매우 고통스럽고 자신을 죽이는 처방임을 몸으로 경험하면서도 선택의 여지없이 항암치료를 받게 된다. 그 결과는 99.9% 아니, 100% 죽는다. 100% 죽는다는 말은 다른 치유를 하지 않는 경우를 두고 하는 말이다. 일부 양심적인 의사(일본 미국 스웨덴 등)들도 항암제로는 단 한 명도 살아남지 못한다고 말하고 있다.

암 전이설로 인한 두려움으로 활성산소가 발생하여 산소결핍으로 암을 유발하고, 면역력을 약화시켜 암 증식을 억제하지 못한다. 결국, 암 전이설로 인해 죽음과는 거의 상관이 없는 많은 암 환자들이 세포독성 물질인 항암제를 받고 두려움 속에 죽음으로 내몰리고 있다.

의학정보는 생명을 좌우하는 만큼 논리적으로 이해가 되지 않는 내용을 단지 저명한 사람이 하는 말이라는 이유로 무조건 받아들여서는 안 된다. 그리고 진정으로 환자를 살리기를 원한다면 암 전이 여부에 대한 실체적 진실을 밝힐 일이며, 근거 없는 전이설로 환자를 두려움에 떨게 하거나 죽음으로 내몰아서는 안 된다.

필자의 암 강좌를 듣고 항암제를 거부한 뒤 위암 3기를 완치한 환자가 있다. 그는 주치의에게 "항암제가 세포독성 물질이라는데 맞느냐? 그러면 정상세포도 죽는 것 아니냐? 항암제가 암의 원인을 치료하느냐?"고 물어보았다고 한다. 의사가 그에 대하여 답변을 하지 못하자 그녀는 과감하게 항암을 거부하고 자연요법을 써서 완치했다.

필자가 이 내용을 강조하는 이유는, 책을 읽고 바른 논리라고 인정하면서도 분위기에 휩쓸려 떠밀리듯 항암제를 받고 때늦은 후회를 하는 사례를 너무나도 많이 보았기 때문이다.

### ▣ 암세포의 증식보다 암세포화가 더 위험하다.

암 조직이 커지는 경우는 두 가지다. 첫 번째는, 암세포의 증식이고 두 번째는, 정상세포가 암이 되어 기존 암세포와 합쳐져 조직이 커지는 것이다. 현실적으로 산소결핍 상태에서는 두 경우가 동시에 나타난다.

암세포가 정상세포보다 증식이 빠른 것은 사실이지만, 세포의 증식에 의해서만 암이 커지는 것은 아니다. 암세포 주변의 정상 조직이 산소 결핍으로 인해 암세포로 변이한 경우가 더 많다는 것이 필자의 판단이다. 암세포 주변 조직은 암은 아니지만, 정상 조직보다는 심한 산소결핍 상태이므로 생활환경에 따라 언제라도 암세포로 버뀔수 있기 때문이다.

만약 심한 산소결핍 환경에 노출되면 암세포 주변에 있는 정상세포도 암세포가 되어 기존의 암 덩어리와 합쳐져 암 조직은 더욱 커진다. 따라서 암을 극복하기 위해서는 암세포 죽이기보다 정상세포가 새로운 암세포로 바뀌지 않도록 해야 한다.

# 8
# 항암치료가 수명을 단축시킨다

■ 최근 전 세계의 암 사망률은 낮아지고 있는데, 우리나라는 유독 암 사망률이 크게 높아지고 있는 것으로 나타나 커다란 충격을 주고 있다. 통계청 발표에 의하면 OECD 회원국 가운데 최근 20여 년 동안 (1990~2011년) 암 사망률이 높아진 국가는 단 3개국이며 그중 우리나라는 +6%로 가장 크게 증가했다. 우리나라의 암 사망률이 증가한 이유는 산소결핍을 불러오는 전통적인 항암요법을 선호하기 때문으로 보인다.

암이 발병하면 스웨덴이나 스위스·미국·영국 등 의료 선진국에서는 수술·항암·방사선 등의 치료를 크게 줄이고, 대다수의 경우 지켜보거나 대체요법 혹은 자연요법을 사용하는 쪽으로 방향을 선회하고 있다.

하지만 우리나라의 경우 일단 암에 걸리면 거의 100%가 수술이나 항암제 혹은 방사선 치료를 받는다. 그로 인해 다른 국가보다 암 조기 발견자가 많은데도 암 사망률이 높은 것이다. 조기암 환자가 크게 증가했음에도 불구하고 사망률이 높아졌다는 것은 억울하게 희생되는 사람이 매우 많다는 것을 의미한다.

암세포를 죽이는 치료 방법(수술·항암제·방사선)으로는 기술이 발전할수록 암 사망률이 높아질 수밖에 없다. 암세포를 효과적으로 죽이는 항암제가 있다면 그에 비례하여 정상세포도 타격을 받는다.

현재의 암 치료방법은 대전에서 서울로 가야 하는데 방향이 동쪽인지 서쪽인지 남쪽인지 북쪽인지도 모르고 단지 속도만 빠른 열차를 개발하는데 몰두하는 것과 같다. 운이 좋으면 우연히 서울로 방향을 잡지만 불행하게도 지금의 암 치료 방법은 대부분 서울이 아닌 반대 방향으로 가고 있다.

암 치료기술의 수준을 바로 판단하려면 단순 5년 생존율이 아니고 암 재발률과 완치율 및 암 병기별 사망률을 알아야 한다. 현상을 바로 알아야 문제의식을 통한 올바른 방향 설정이 가능하므로 의료계에서는 암 재발률과 완치율 및 암 병기별 사망률을 5년 단위보다는 1년 단위로 공개하는 것이 바람직하다.

항암치료가 수명에 어떤 영향을 미치는가는 다음 두 가지의 판단 기준으로 분석해야 한다.

첫 번째, 치료 후 재발률 추이를 비교해 보아야 한다. 암 재발률에 대한 통계가 공개되지 않아 정확히는 알 수 없으나 의료관계자들의 말을 종합해 보면 5년 동안에 평균 2.5회 재발한다.

부산의대 소화기내과 허정 교수는 KBS에 출연하여 기존의 항암제는 1~2년 이내에 60%(50~70%)가 재발한다고 언급했다. 그의 발언이 사실이라면 평균 1년 6개월에 한 번쯤 재발한다는 것을 의미한다. 즉, 암환자가 5년을 생존했다면 평균 세 차례 정도 재발한다는 계산이 나온다. 암 재발이 반복될수록 이전의 상태와는 비교할 수 없을 정도로 위중한 암이 발병한다.

암 관련 카페에 올라오는 수많은 사례를 보면 그 심각성을 알 수 있다. 환자들은 치료방법을 선택할 객관적 지표가 없으므로 다른 선택의 여지가 없다. 이 부분은 매우 중요하므로 항암치료 후 암 재발률을 공개하여 치료방법 선택의 지표로 삼도록 해야 한다.

두 번째, 암 병기별 5년 생존율을 알아보아야 한다.

항암치료가 수명을 단축한다는 일부 조사결과가 있는데. 최원철 전 경희대 교수가 그의 저서 '최원철 박사의 고치는 암'이라는 책에서 분석한 바로는 '항암제를 복용한 145명과 항암제를 거부한 335명의 생존일 수를 분석한 바 각 65일과 80일로 항암제를 거부한 환자의 생존일 수가 오히려 23%나 길었다'고 밝혔다.

현대 의학적 방법으로는 암의 완치는 결단코 없다. 왜냐하면, 암은 치료해서 완치되는 것이 아니기 때문이다. 수술·항암·방사선 등의 방법은 귀찮은 세포 일부를 제거한 것에 불과할 뿐 치유가 아니다. 암은 반드시 원인을 알고 치유해야 한다.

현대 의학은 단순 5년 생존율만을 공개하면서 생존율이 높아진 사실을 근거로 치료기술이 발전하고 있다고 주장하는데 그것은 바른 분석이 아니다. 현재 발표되는 5년 생존율은 암을 조기에 발견하는 비율이 높아져 과거보다 상대적으로 건강한 암 환자 비율이 높다는 사실을 고려하지 않은 결과다. 단순 5년 생존율이 향상된 것은 치료기술 발전의 결과로 볼 수 없다.

진정한 치료기술력 향상 여부를 판단하려면 동일 수준의 암 환자에 대한 치료 결과를 알아야 한다. 즉, 암 별기별 5년 생존율을 공개해야 한다.

# 제2부

## 암 환자가 가져야 할 마음가짐

암은 결코 두려운 병이 아니다.
암을 죽는 병으로 오해하여 암에 대하여 두려워한다면
암은 위험한 병이 될 수 있다.
그러나 암을 바로 알면 결코 두려운 병이 아니다.

# **1** 암은 극복할 수 있다

■ 앞의 사례에서 보았듯이 병원에서 포기했거나 시한부 판정을 받은 4기 혹은 말기암 환자 중에도 암이 완치되어 건강하게 사는 사람들이 적지 않다. 그들 중에는 처음에는 걸을 힘조차 없었던 환자도 있다. 걸을 수만 있어도 암을 극복할 수 있는 논거나 과정은 단순하고 명료하다. 또한, 많은 비용이 드는 것도 아니며 그 방법은 환자 자신의 의지만 있으면 가능하다.

암을 극복하는 방법 중 숲 속을 걷는 것은 매우 좋은 방법이다. 숲 속을 거닐면 무엇보다 맑은 공기를 마시게 되므로 더 많은 양의 산소를 흡입하여 폐를 건강하게 만든다. 폐는 우리 몸에 산소를 공급하는 일차 관문이고 가장 중요한 장기 가운데 하나이다. 폐암 환자의 생존율이 가장 낮은 이유도 폐 기능이 떨어지면 뇌세포에 산소를 제대로 공급하지 못하기 때문이다.

일어나 앉을 수조차 없는 정도의 환자가 아니라면, 우선 나무 그늘 및 평지 정도는 산책이 가능할 것이다. 운동을 반복하면 그만큼 폐활량이 늘어나고 근육량이 증가하여 점차적으로 운동량을 늘릴 수 있다. 만약 그렇게 한 달 정도 운동을 계속하면 작은 뒷동산 정도는 힘들지 않게 오를 수 있다.

맑은 공기와 함께 많은 양의 산소가 몸속에 들어오면 그동안 산소결핍으로 대사가 안 되던 세포의 대사가 촉진된다. 대사가 좋아지면 몸에서 에너지 대사가 활발해져 몸이 가벼워지는 것이다.

필자의 지인 중에 양평의 날다람쥐라는 별명을 가진 50대 초반의 여성이 있다. 그녀는 가정문제로 삶이 만신창이가 되어 절망감 속에서 죽음만을 생각하였다. 그러던 어느 날 친구가 들에 나물을 캐러 가자고 하여 따라나섰는데 기분이 한결 좋아지고 몸 상태가 회복되었다. 그리고 들에서 채취해 온 나물을 먹자 입맛이 되살아났고 몸이 조금씩 가벼워지는 것을 느꼈다.

기력이 조금씩 회복되자 뒷산에서 취나물을 뜯을 수 있게 되었고 그 후 좀 더 높은 산에 가서 도라지나 더덕을 캐고, 나중에는 더 높은 산에 올라가서 산삼도 캐고 능이도 채취할 수 있게 되었다. 그녀는 맑은 공기와 더불어 산야초를 먹고 몸이 더욱 좋아지는 것을 체험했다. 그렇게 산나물과 약초 캐는 것에만 몰두하면서 생활하는 동안 몸이 아프다는 사실도 잊게 되었다.

그런 생활을 한 지 10여 년이 지난 지금은 등산을 잘한다는 그 어떤 남자들도 그녀와 함께 산에 오르면 지쳐서 포기할 정도로 체력이 좋아졌고 과거 짓누르던 온갖 질병이 거짓말처럼 사라졌다고 한다. 암과 같은 난치병에 걸린 사람 중에서 완치되어 건강을 회복한 사람들의 생활방식을 보면 식생활 개선 등의 변화도 있었지만 숲을 찾았다는 공통점이 있었다.

숲은 일산화탄소나 아황산가스, 이산화탄소와 같은 대기오염이 적어 더욱 많은 양의 산소를 마실 수 있으며 피톤치드나 음이온 등 건강을 지켜주는 성분에 의해 면역력 향상과 더불어 체력을 기르기에 아주 좋은 조건이다. 게다가 자연과 함께하면 욕심을 내려놓을 수 있고 마음의 평정도 찾을 수 있어서 질병 극복에 큰 도움이 된다.

숲 속을 걸으면서 암을 치유한 사례를 더 들어보자. KBS에 출연한 유방암 환자였던 O병순(55세, 여) 씨, 그녀는 2010년 6월 갑상샘과 유방을 3번이나 수술하였지만 말기의 암이 재발하였고, 항암치료 중 폐암이 발병하여 한쪽 폐를 절제했다.

수술 후 곧바로 숲을 찾았는데 처음에는 제대로 걸을 수조차 없었다. 처음에는 10분 걷다 쉬고, 20분 걷다 쉬기를 반복하면서 운동량을 한 시간, 두 시간 늘려 나갔다. 그러자 얼굴에는 생기가 회복되었고 삶에 대한 자신감도 생겼다. 그 후 몸에서 암이 흔적도 없이 사라졌다. 하지만 지금도 암 예방을 위해 계속 산을 찾고 있다.

또 다른 유방암 환자였던 O미형(52세, 여) 씨, 그녀는 3기의 유방암으로 림프샘에도 암이 발병하고 편두통이 심했지만, 숲 속 생활을 통해 편두통은 물론 암이 사라졌으며 지금까지도 암 재발 없이 건강한 삶을 살고 있다.

충주시의 O정순(62세, 여) 씨, 그녀는 2002년 뇌출혈로 쓰러져 전신마비로 인해 아예 걷지도 못했다. 근육이 다 풀리고 몸 한쪽이 마비되었으며 어깨는 탈골되어 보조기 없이는 걷지도 못했다. 살아갈 희망마저 없었던 그녀는 숲의 치유 효과를 믿고 비틀거리면서 산에 올랐다. 차츰 두통이 사라지고 몸도 가벼워지는 놀라운 변화가 나타났다. 마침내 마비되었던 몸은 거의 정상으로 회복되어 보조기 없이도 산에 오를 수 있을 만큼 건강이 회복되었다. 산에 오를 수 있다는 것 자체가 축복이며 행복이라고 말하는 그녀는 숲에 감사하며 죽는 날까지 숲 속에서 걷겠다고 말한다. 그녀가 숲 속을 찾는 일을 멈추지 않는 한 그녀는 더욱 건강하게 될 것이다.

SBS에 출연한바 있는 O승훈(58세) 씨, 2008년 뼛속까지 진행된 말기의 혈액암을 비롯하여 7곳에 암 진단을 받았다. 암 진단을 받게 되자 죽는다는 절망감에 걸을 수조차 없었다. 특수부대 출신인 자신이 그렇게 허망하게 죽는다는 사실을 받아들일 수 없었다. 그는 죽어도 산에서 죽겠다며 죽을 각오로 산에 올랐다. 처음에는 남들은 40분이면 오를 수 있는 길을 3시간이나 걸려서 올랐다. 그는 산에 오르면 20여 일씩 산속에서 생활하며 하루 40여 km를 걸었다.

그는 지리산을 300회 이상 종주했으며 6년이 지난 2014년 현재 말기의 혈액암을 비롯한 그의 몸을 뒤덮고 있던 7개의 암은 거짓말처럼 모두 사라졌다. 그는 "한 발이라도 걸을 수만 있으면 걷자."고 말한다. 모든 암에서 자유로워졌지만 그는 지금도 산길을 걷고 또 걷는다. 재발을 막기 위함이리라.

그 외에도 말기암과 같은 난치병 혹은 불치병에 걸렸다가 회복된 수많은 사람 대다수는 숲 속을 걸었다.

그렇다면 숲 속을 걸으면 암이 치유되는 과정을 알아보자. 암 환자뿐만 아니라 건강한 사람도 오랜만에 운동하면 숨이 찬다. 장기간에 걸쳐 산소를 적게 사용하다 보니 폐활량이 줄었기 때문이다. 그리고 외부에서 많은 산소가 공급되어도 혈액이 탁하면 폐세포가 에너지 대사를 충분히 하지 못하여 숨이 차는 것이다.

운동(숲 속 산책)을 계속하면 폐활량이 늘면서 운동량도 점점 늘려갈 수 있다. 많은 사람이 시간을 들여서 등산하는 이유도 몸이 좋아지는 것을 경험으로 알기 때문이다.

　운동량을 늘릴 수 있다는 것은 산소전달 효율이 높아지는 것을 의미한다. 그것은 곧 산소결핍으로 인해 발생한 암이 자연 치유되는 환경으로 점차 바뀌는 과정이다.

　암은 단 며칠 혹은 몇 주일 만에 없어지지 않는다. 암이 발병하던 것처럼 서서히 낫는다. 하지만 발병할 때보다 치유는 최소 10배 이상 빠르다. 암의 진행 정도에 따라 다르지만, 몸에 해로운 섭생을 하지 않고 숲 속을 거닌다면 대개 6개월에서 2년이면 어떤 암도 나을 수 있다. 그것이 인체의 특성이며 자연 치유력이다.


　숲 속을 산책하면 단 3일 만에 NK세포 수가 15%가량 증가하는 등 면역력이 높아진다. 그리고 숲은 산소 농도가 높을 뿐만 아니라 일산화탄소의 양이 적어 산소와 헤모글로빈의 결합이 용이해져 세포에 산소 공급량이 많아진다. 몸속에 산소가 많이 공급되면 대사가 원활해지고 면역세포를 생산하는 골수세포도 건강해진다. 즉, 면역세포수가 많아지고 활성화되므로 암의 증식을 막을 수 있다.

　환자가 고려해야 할 점은, 숲 속 생활로 많은 산소를 공급받더라도 '공급받은 산소를 잘 전달할 수 있는 몸 구조로 바뀌었는가? 그리고 산소 흡수가 잘되는 몸 구조로 바뀌었는가?'의 여하에 따라 그 효과가 달라진다.

숲속에서 많은 시간을 보내더라도 포화지방을 많이 섭취하거나 혹은 항산화식품을 적게 섭취하고, 스트레스를 많이 받는다면 역시 산소가 결핍되어 암이 치유되지 않거나 악화할 수 있다. 따라서 스트레스 관리·금연·금주·항산화식품 섭취 등을 병행한다면 더 큰 효과를 볼 수 있다.

숲 속 생활을 했음에도 생존하지 못한 사람도 얼마든지 있으므로 혹자는 일부의 사례를 가지고 과장한다고 생각할 수도 있을 것이다. 하지만 생존하지 못한 사람들은 생존자처럼 바른 섭생을 하지 않았기 때문이다. 만약 앞에서 언급한 사례자들처럼 숲 속 생활과 더불어 섭생을 바꾼다면 대다수 암 환자는 암을 극복할 수 있을 것이다.

이러한 사실을 근거로 볼 때 가족이나 의사는 제한된 범위 내에서 도움을 줄 수 있을 뿐, 암 치유는 오로지 환자 자신만이 할 수 있다. 암은 죽는 병이 아니라는 판단을 대신해 줄 수 없으며 암에 대해 두려움이나 스트레스, 미움 그리고 원망 같은 것을 대신 풀어줄 수 없기 때문이다.

말기암 환자가 생존한 것을 기적이라고 말하지만, 그것은 결코 기적이 아니다. 말기암을 극복한 데는 이유가 있다. 어떻게 해야 암이 치유되는지 그 원리까지는 모르고 했더라도 어떻게 하면 몸이 좋아지는지를 알고 실천했기 때문에 암을 극복할 수 있었던 것이다.

# 2
# 시한부라는 말을 믿지 마라

■ 앞에서 암으로 사망하는 이유 가운데 하나의 예로 항암제를 들었다. 하지만 항암제 치료 못지않게 암 환자를 죽게 하는 중요한 원인이 있다. 그것은 바로 자신이 죽는다는 두려움과 공포감이다. 누구나 자신이 암에 걸렸다고 생각하면, 특히 말기암 진단을 받고나면 제아무리 대범한 사람도 두려움을 갖지 않을 수 없다. 말기암이라면 3개월, 혹은 6개월 시한부 판정을 받는데, 그러한 말을 들은 환자 대부분은 그 기한 내에 죽는다. 의사는 마치 예언자 같다.

그렇다면 의사의 말대로 암 환자가 빨리 죽는 이유는 무엇일까? 그것은 바로 의사에 대한 맹신적 믿음의 결과다. 자신을 살릴 수 있는 사람은 의사뿐이라고 믿고 있는데, 의사가 3개월 이내에 죽는다고 말하면 정말 자신이 죽는 줄로 믿고 그 믿음대로 3개월 이내에 죽는 것이다.

왜 그럴까? 환자는 믿고 신뢰하는 사람으로부터 '죽는다'는 말을 듣는 순간부터 죽음에 대한 두려움에 사로잡히므로 많은 활성산소가 발생하여 산소 부족으로 죽는다. 같은 상태라고 해도 죽는다는 말을 듣지 않았다면 얘기는 전혀 달라진다.

자신이 죽을 것이라는 두려움에 사로잡히면 결국 죽게 된다는 사실을 증명한 사건이 있었다. 아래 사례는 필자가 20여년전 목사님의 설교를 통해 들은 얘기다. 미국에서 경찰에 쫓기던 도둑이 열차의 냉동실로 숨었는데 몇 시간 후 죽었다고 한다. 당시 도둑이 숨은 열차의 냉동실은 가동되지 않았다. 하지만 '얼어 죽는다'는 두려움과 공포심 때문에 결국 죽은 것이다. 또 다른 실험 결과가 있다. 미국의 한 연구기관에서 사형수의 눈을 가린 채 혈액을 뽑겠다고 알려주고 매분 마다 빠져나온 혈액량을 말해주자 사형수의 얼굴이 하얗게 질리면서 곧 죽었다고 한다. 이때 실제로는 피를 뽑지 않았다. 하지만 죽음에 대한 두려움으로 인해 활성산소가 발생하여 뇌 산소 결핍으로 죽은 것이다.

의사는 단지 확률적으로 말한 것이므로 의사의 말을 곧이곧대로 믿어서는 안 된다. 죽는다는 말은 의사의 경험에 의한 주관적인 판단일 뿐 진실이 아니다. 의사의 머릿속에 들어 있는 데이터는 맹독성의 항암제를 투여한 결과다. 항암제를 투여하지 않았다면 생존 기간은 훨씬 더 늘어날 것이다. 항암제는 수명을 크게 단축시키는 세포 독성 물질이기 때문이다. 죽을 상황이 아니어도 죽는다고 믿으면 반드시 죽게 된다. 건강한 사람도 암이라는 판정을 받으면 그 순간부터 비실거리기 시작한다. 그러다가 오진이라는 사실을 알게 되면 멀쩡하게 다시 살아난다.

말기암으로 시한부 3개월 판정을 받았던 사람 중에서 10년 혹은 그 이상의 기간을 생존한 환자도 적지 않다. "그들도 의사로부터 죽는다는 말을 들었을 것 아니냐?"고 반문할 것이다. 물론 대부분 시한부 인생이라는 말을 들었을 것이다. 하지만 생존자들은 "자신이 곧 죽는다는 의사의 말을 믿지 않았거나 아예 죽음 자체를 두려워하지 않았다."고 말한다.

암 환자의 경우 '자신이 죽는다는 생각을 하면 왜 죽는가'에 대하여 보다 더 구체적인 분석을 해보자.

** 포기한다.

인간에게 있어서 희망이란 가장 큰 힘이고 활력소이다. 살고자 하는 의욕이 있을 때 몸에서 필요한 호르몬이 분비되어 대사가 활발해진다. 하지만 자신이 죽는다는 생각을 하면 세포 하나하나가 자신을 위하여 아무것도 하지 않는다. 그 결과 자신의 믿음대로 죽는다.

위암 2기 수술을 받고 건강해 보이던 필자의 지인(75세)은 의사로부터 "몇 개월 살 수 없다."는 말을 듣고 자신이 곧 죽는다는 생각에 사로잡혀 따스한 봄날인데도 온종일 침대에 누워만 있었다. 필자가 "산책하고 등산도 하라."고 권유했지만, 의욕이 없다고 했다. 아주 건강해 보이던 몸 상태와는 달리 불과 두 달 후 그는 사망하고 말았다. 죽는다는 말을 그대로 믿고 받아들인 결과였다.

**\*\* 부정적인 사고가 뇌를 지배한다.**

자신이 죽는다는 사실은 다른 어떤 사안과도 비교할 수 없는 심각한 문제다. 그러다 보면 머리에는 온통 죽음이라는 단어만 떠오른다. 부정적인 생각이 머리에 박혀 있으면 즐겁고 기쁜 일이나 감사한 일도 행복으로 느끼지 못하고 불행한 생각으로만 가득하여 병은 점점 악화한다.

**\*\* 두려움으로 면역력이 떨어진다.**

KBS에서 30대 남성 3명을 대상으로 진행한 소음 스트레스 실험에서도 불과 15분 만에 면역력이 1,372mg/dℓ에서 1,285mg/dℓ로 6.3% 떨어졌다. 암 환자는 이미 면역력이 크게 위축된 상태이며 수술·항암제·방사선으로 면역력이 바닥난 상태다. 그런 상태에서 자신이 죽는다는 생각을 하면 면역력이 더욱 떨어지므로 암의 증식을 막을 수 없다.

그래서 대부분의 경우 암 진단을 받기 전에는 건강하게 생활하던 사람도 암이라는 사실을 알게 되는 순간부터 기력을 잃고 중환자가 되며 죽음을 맞는다.

**✶✶ 활성산소가 발생한다.**

두려움과 공포감이 있으면 많은 활성산소가 발생한다. 활성산소는 산소결핍을 만들어 암을 급속도로 증식시킨다.

건강하던 사람도 극심한 스트레스를 받으면 뇌혈관이 터지거나 쓰러져서 생명을 잃는다. 하물며 산소가 부족한 암 환자가 시한부 인생이라는 의사의 말을 받아들이면 두려움과 공포감으로 인해 많은 활성산소가 발생하므로 산소 부족현상이 심해져 병이 악화한다.

**✶✶ 스스로 포기한 사람에게는 아무도 도울 수 없다.**

암을 극복할 수 있다는 긍정적인 생각을 하는 것도, 열심히 운동하는 것도 자신이 해야 한다. 스스로 포기하면 주변 사람들도 도와줄 의욕이 감소할 뿐만 아니라 도와줄 수 없다.

암을 극복함에 있어서 외부적인 환경 · 식생활 · 중금속 · 독성물질 등도 중요하지만, 환자 자신의 마음가짐이 훨씬 더 큰 영향을 미친다. 스스로 포기한 환자는 모든 것이 부정적으로 바뀌고 의욕도 상실된다. 몸에서 살고자 하는 에너지가 감소하므로 세포는 몸을 위해 아무것도 하지 않는다.

# 3
# 시한부라고
# 말해서는 안 된다

■ 중한 암 환자이면서도 모르고 과음·과로·흡연과 몸에 해로운 섭생을 하는 사람들이 적지 않다. 따라서 자신이 암인지 아닌지 혹은 어느 정도 중한 상태인지를 아는 것은 매우 중요하다. 그래야 자신의 질병에 대하여 공부하고 생활을 점검하며 바른 생활로 바꾸는 계기가 될 수 있기 때문이다. 컨디션이 좋지 않으면 병원에서 진단을 받거나 정기적으로 검진을 받으라는 이유도 그 때문이다.

문제는 암이 중하여 시한부 판정을 받은 환자의 경우다. 시한부 판정을 받은 환자들에게 사실대로 알리는 것이 좋을까? 이에 대하여는 알려서는 안 된다고 말하는 전문가도 있고, 사실대로 말해서 마지막을 정리할 기회를 주어야 한다고 말하는 전문가도 있다. 굳이 말해 주지 않아도 죽음을 눈앞에 둔 상황이 되면 대부분 자신이 죽는다는 사실을 알고 남은 삶을 정리한다. 그래서 유언도 하는 것이다.

마지막을 정리할 기회를 준다는 의미라고 해도 시한부라는 말을 환자에게 알리는 것은 절대 바람직하지 않다고 생각한다.

첫 번째 이유는, 사람의 운명을 정확하게 알 수 있는 사람은 아무도 없기 때문이다. 말기암으로 몇 달밖에 살 수 없다던 사람이 수십 년을 건강하게 사는 경우도 적지 않고, 심지어는 의사로부터 장례를 준비하라는 말을 들은 사람이 살아난 사례도 있다. 이것은 흔하지 않은 경우를 보편화하는 것이 아니고 그 누구도 죽는 날을 알 수 없다는 말을 하려는 것이다.

의사가 말하는 환자의 수명은 평균적인 것일 뿐 개인적으로는 생존 가능성이 100%인 경우도 있다. 말기암 환자 중 10% 가까이 생존한다. 그렇다면 생존자의 측면에서 보면 생존 확률이 100%인 것이다. 개인별로 생존 가능성은 각각 다르다.

따라서 그들 모두에게 시한부라고 말해서 수명을 단축시켜서는 안 된다.

두 번째 이유는, 자신이 시한부 삶이라는 사실을 알면 그나마 남은 몇 개월을 두려움 속에 생을 마감한다. 자신의 죽는 날을 알고 하루하루 그날을 향해가고 있다면 얼마나 두렵겠는가? 인간은 모두 죽지만 죽는 날을 모르기 때문에 두려움 없이 살아갈 수 있다.

수년 전 인터넷에 국립암센터의 암 전문가가 올린 글 중에 시한부 암 환자에게 사실대로 말해서 삶을 잘 정리할 수 있도록 하자는 주장이 있었다. 그 글의 취지는 자신의 삶을 정리하지도 못하고 죽는 것보다는 삶을 잘 마무리하게 해 주자는 의미로 한 말일 것이다. 그것은 어디까지나 '그가 반드시 죽는다.'는 사실을 전제로 하는 말이다.

하지만 환자가 빨리 죽기를 바라는 심정이 아니라면 죽음에 대한 두려움을 심어주어서는 안 된다. 죽을 확률이 100%라고 해도 마찬가지다.

현실적으로 폐암·간암·췌장암의 경우 말기에서는 5년 생존율이 매우 낮다. 그리고 대개 그 기한이 6개월 내외다. 그것은 어디까지나 평균적인 수명일 뿐이며 말기에서도 5% 내외는 완치되거나 5년 이상을 생존한다. 사실 5%라는 수치도 의사로부터 '죽는다'는 말을 들은 환자를 포함한 통계다.

만약 어떤 환자에게 평균치를 들이대며 '당신은 3개월 이내에 죽습니다'라는 말을 듣고 죽게 되었다면 살 수 있었던 환자에게는 살인 행위나 다름없다. 그들에게 3개월 시한부라는 말을 하지 않았다면 5%보다 훨씬 많은 환자가 생존했을 것이다.

의사 입장에서는 가족에게 객관적으로 말할 수밖에 없을 것이다. 하지만 환자에게 만큼은 부정적인 말보다 긍정적인 말을 해주어야 한다. 만약 곤란하다면 차라리 "정확한 것은 아무도 모른다."라고 사실대로 말하는 것이 좋다. 솔직히 의사도 환자 개개인의 생명을 정확하게는 알 수는 없지 않은가?

암 환자에게 자신의 상태를 정확하게 알릴 필요가 있는 경우도 있다. 초기의 암인데 말기암으로 오해하여 두려움에 떨게 할 필요가 없는 경우다. 그리고 3·4기 혹은 말기인데도 위험성을 몰라 대수롭지 않게 생각하고 음주와 흡연 등 몸에 해로운 섭생을 계속하는 환자에게는 경고의 의미에서 사실대로 말해주는 것이 바람직하다.

예를 들어, 말기암 상태에서는 공해나 스트레스를 받는 환경보다는 시골로 가서 맑은 공기를 마시며 오염되지 않은 산나물과 산야초를 섭취하는 것만이 유일한 생존 방법인 경우도 있기 때문이다. 이럴 경우 환자의 상태를 정확히 알려서 최선의 방법을 선택할 수 있는 판단과 결단을 내리도록 해야 한다.

주치의가 "오늘 밤을 못 넘기고 죽는다."고 한 사람 중에도 10년, 20년을 생존한 사례가 있다. 말기암 환자가 생존하면 대부분 기적이라고 말한다. 그들 가운데 신앙을 통해 기적적으로 생존한 사람이 없는 것은 아니다. 하지만 기적만 있는 것은 아니다.

암을 극복한 사람은 다 이유가 있다. 통계상 생존 가능성이 10%이든 5%이든 아니 0.1%라고 하더라도 생존할 수 있다는 희망을 꺾어서는 안 된다.

말기의 암 환자에게 "당신은 말기암이고 3개월밖에 살지 못합니다."라는 말 대신, "(가능성은 낮지만)이렇게 하면 살 수도 있다."라고 살 수 있는 방법을 말해 주는 것이 바람직하다.

만약 시한부 판정을 받은 환자를 병원에서 치료받은 환자와 치료받지 않고 방치한 사례자, 그리고 자연 치유를 실천한 환자로 나누어 생존자 비율을 통계로 만든다면 의미 있는 결과가 나올 것이다.

병원 치료가 불가능했거나 치료를 거부하고 암을 극복한 사례가 적지 않다. 그들이 생존한 방법들을 모아서 분석하면 기전과 함께 암 환자들의 생존을 위한 프로세스를 만들 수 있을 것이다. 이러한 자료는 암을 치료하는 방향 설정에 매우 중요하므로 공신력 있는 국가기관(국립암센터)이 나서서 통계를 만들어야 할 것이다.

암 환자가 자신의 생존 여부에 대하여 '긍정적인 생각을 하느냐?' 혹은 '부정적인 생각을 하느냐?'는 매우 중요하며 그 결과는 환자의 생명을 극명하게 가른다.

현실적으로 암 환자가 많이 죽는 것은 사실이지만 그 자체로는 다른 질병에 비하여 그리 위험한 병이 아니다. 예를 들면 심근경색은 단 몇십 분 만에 사망할 수 있고, 중풍 또한 단 몇 시간 내에 사망할 수 있다. 이와는 달리 암 환자는 말기암이라고 해도 대다수는 최소 3개월 혹은 6개월을 살 수 있다. 즉, 암은 여타 질병과 비교하면 그만큼 회복할 수 있는 시간적인 여유가 많다는 것이다.

대다수 암은 죽는 병이 아닌데도 암 환자가 많이 죽는 이유는 '암은 죽는 병'이라는 인식 때문이라고 단언할 수 있다. 그 이유는, 죽음에 대한 두려움을 갖게 되면 많은 활성산소가 발생하여 뇌 산소 결핍으로 사망하기 때문이다.

# 4 암에 잘 걸리는 성격

■ 건강에 좋은 음식을 섭취하고 운동과 등산을 하면서 좋은 환경 속에서 생활하더라도 암에 걸리기도 하고, 암이 치유되지 않는 사람도 있다. 그러므로 "어떤 사람이 무엇을 했더니 암이 치유되었다."는 정보를 듣고 따라했지만 실망하는 사례가 적지 않다. 그래서 "사람의 체질에 따라 치료의 효과가 있기도 하고 없기도 하다."고 말한다.

물론 체질적인 이유도 있지만, 더 중요한 것은 암의 발병과 치료는 환자가 생각했던 것 이외에 외부적인 환경이나 섭취한 음식뿐만 아니고 경험자가 미처 생각하지 못했던 정신적인 요소 및 성격에 따라서도 결과가 달라진다. 혹시 자신이 암에 잘 걸리는 성격의 소유자라면 적극적으로 바꿀 필요가 있다.

암에 잘 걸리는 성격은,

✱✱ 완벽주의자

완벽을 추구하는 성격이나 결벽증이 있는 사람들은 자신과 관련된 주변의 환경에 대하여 항상 마음에 부담을 안고 산다. 이런 사람들은 창틀에 먼지가 조금 있어도, 그릇이 반듯하게 놓여있지 않아도 마음이 편치 않다. 혹은 무엇인가 해야 할 것이 있는데 그것을 하지 못하면 큰 부담을 갖는다.

이러한 사람들은 무엇 하나라도 완벽하지 않으면 마음이 조급해지며 조마조마하고 그로 인해 스트레스를 받는다. 그로 인해 많은 활성산소가 발생하여 산소가 결핍되고 면역력이 떨어진다. 따라서 그러한 성격을 가진 환자는 암에 걸릴 가능성이 높아질 뿐만 아니라 치료를 받더라도 치료 효과가 더디거나 나타나지 않을 수도 있다.

✱✱ 지나친 도덕주의자

일부 정치인이나 경제인 중에는 보통 사람으로서는 상상할 수 없는 범죄 행위를 하고도 떳떳하게 거짓말을 하는 사람들이 있다. 그들에게는 오직 권모술수만 있으며 다른 사람에 대해 배려나 양심 또는 반성은 없다. 그런가 하면, 직접적인 잘못도 없으면서 자신이 지휘 책임자였다는 사실로 인한 책임감으로 자살까지 하는 사람도 있다.

만약 양심적인 성향의 사람이 순간적인 충동으로 성폭력을 했다고 가정해 보자. 그는 양심의 가책으로 평생 고통을 받을 것이며 건강을 해칠수도 있을 것이다. 하지만 파렴치한 사람은 아무런 죄의식 없이 살아갈 가능성이 크다. 이것은 마치 양심을 버리고 살아도 된다는 말이 아니다. 강조하려는 본질은 선한 마음을 갖되 지나친 도덕주의나 결벽주의 성격은 건강에 해롭다는 사실을 말하려는 것이다.

지나친 완벽주의자가 되기보다는 자신에게도 좀 더 너그러울 필요가 있다. 완벽주의자는 매우 까다로워서 스스로에게도 엄격하며 남에게도 까다롭게 요구하는 경향이 있다. 자기 기준으로 다른 사람도 그렇게 해주기를 바라는 기대 심리로 스트레스를 받게 되고 결국 건강을 해칠 수 있다.

**✱✱ 지나치게 남을 배려하는 마음**

자신보다 남을 지나치게 배려하는 사람이 있다. 그런 성격의 소유자는 식당에서 반찬이 부족해도 미안해서 반찬을 더 요구하지도 못한다. 외식할 경우 자신은 값싼 것을 선택하지만 다른 사람을 대접할 때는 금전적 부담을 느끼면서도 귀한 것으로 대접한다. 그러한 일이 반복될 경우 정신 건강에 해롭고 암을 극복하는 데 좋지 않다.

배려는 필요하고 권장할 일이지만 그로 인해 부담을 갖게 되고 마음이 편치 않다면 차라리 배려하지 않음만 못하다. 배려는 자신이 감당할 수 있는 범위 내에서 기쁜 마음으로 하는 것이 바람직하다.

**\*\* 책임감이 지나치게 강한 사람**

　세상 근심과 걱정을 모두 짊어 지고 사는 사람들이 있다. 심지어 길에 버려진 강아지를 보고도 마음이 아파 잠 못 이루는 사람도 있다. 사회나 국가 또는 온 세상이 바르게 돌아가지 않는다며 괴로워하는 사람도 있다. 하지만 지나치게 책임감이 강하면 건강에 해롭다. 암 환자는 자신 스스로에게도 더 배려하고 여유 있는 마음으로 사는 것이 바람직하다.

**\*\* 모든 것을 남의 탓으로 돌리는 사람**

　모든 잘못을 다른 사람에게 돌리는 성격의 소유자들이 있다. 그런 사람들은 자신이 반성하고 뉘우칠 것까지도 남에게 돌리고 화를 낸다. 화를 내면 몸속에서 활성산소가 발생하고 세포를 산화시켜 결국 암이 발생할 수 있다. 문제의 실상을 정확히 알고 자신의 잘못을 사실대로 인정한다면 다른 사람에게 책임을 전가할 일도 없고 화를 진정시킬 수 있게 된다.

**\*\* 지나치게 공의로운 성격**

　자기 일이 아닌데도 불구하고 불의를 보면 참지 못하는 성격의 소유자들이 있다. 정치인들의 거짓말을 참지 못하고, 모르는 사람이라도 억울한 일 당하는 것을 보면 참지 못해서 분노하는 사람이 있다. 어떤 이는 가난과 빈곤에 찌들어 사는 사람들을 보고 "하나님이 살아 계신다면 어떻게 저런 사람들을 그대로 둘 수 있느냐?"며 마음에 고통을 받는 사람도 있다.

그런데 아이러니하게도 이러한 사람들은 잦은 분노로 인해 몸속에 많은 활성산소가 발생한다. 지나치게 공의로운 성격의 소유자라면 분노를 일으킬 만한 상황을 아예 피하는 것이 좋다. TV 시청을 피하거나 남의 일에는 아예 끼어들지 않는 것, 일시적으로나마 사회와 격리되는 것도 하나의 방법이다. 분노와 공분의 본질은 다르지만, 인체에 미치는 악영향은 다르지 않다.

**\*\* 증오심이 강한 사람**

암 환자들은 대부분 마음속에 가족이나 이해 관계인에 대해 미움, 원망 혹은 증오심 등을 갖고 있다. 배신감이나 증오심이 마음에 자리 잡으면 몸에서 활성산소가 발생하므로 암이 잘 치유되지 않는다. 그리고 같은 상황에서도 훌훌 털어버리는 성격이 있는가 하면, 조금 서운한 일도 마음속에 품고 시시때때로 되씹는 성격의 소유자가 있다. 증오와 분노를 해소하지 못하면 섭생을 바르게 바꾸더라도 암과 같은 난치병은 치유되기 어렵다.

나쁜 상황을 머릿속에 떠올리기만 해도 혈압이 급격하게 상승하는데 그 이유는 산소가 부족해졌기 때문이다. 따라서 암 극복을 위해서는 과거의 나쁜 기억이나 생각을 지워 버려야 하며 환자 가족들이 함께 도와야 한다.

**✱✱ 화를 잘 내는 성격**

사소한 일에도 화를 심하게 내는 사람들에게 민감한 성격을 가졌다고 말하는데, 민감해진 원인은 건강이 나쁘기 때문이다. 건강이 나쁘다는 것은 세포에 산소가 부족하다는 것을 의미하며 산소가 부족하면 불안과 초조함에 성격이 급해지고 화를 잘 낸다.

미국 미시간 대학 수저 네버스 박사팀은 6,000여 명의 성인을 대상으로 4년간의 추적 조사를 통해 화를 잘 내는 사람은 잘 조절하는 사람보다 뇌졸중이 2배 높았다고 밝혔는데, 그 이유는 뇌세포에 산소가 부족해졌기 때문이다.

미국 정신의학계는 적대감이 흡연이나 음주, 고열량 식사, 콜레스테롤보다 심혈관 질환에 더욱 치명적이라고 발표했다. 그 근본 이유는 화를 내면 몸에서 혈류를 방해하는 활성산소가 발생하기 때문이다. 명상에 능하고 스트레스 관리를 잘하는 종교인들의 수명이 가장 길다는 사실을 통해 분노가 인체에 미치는 악영향이 얼마나 큰지 알 수 있다.

또한, 화를 내는 것이 참는 것보다 건강에 미치는 악영향이 더 크다는 사실도 밝혀졌다. 미국 바우만베이 의대 제이카플란 박사는 원숭이를 네 마리씩 한 공간에 넣고 한 달에 한 마리씩 바꾸었다.

원숭이들은 새로운 원숭이가 들어올 때마다 싸워서 우두머리를 결정하는 특성이 있다. 그런데 22개월 후 원숭이들의 건강 상태를 조사한바 피지배계급보다 지배계급인 우두머리 원숭이의 동맥경화 진행이 2배나 높았고 혈관의 염증도 더 증가했다. 이처럼 분노는 암 환자에게 치명적이다.

될 수 있으면 분노를 피하고 조절하는 것이 암 극복에 도움이 된다.

**\*\* 목표의식이 지나치게 강한 사람**

"오늘만 날이냐? 내일 하지 뭐." 하는 사람이 있는가 하면 눈앞에 보이는 일이나 과제를 끝내지 않으면 직성이 풀리지 않는 유형의 사람이 있다. 또한, 목표 의식이 매우 강해서 목표를 설정하면 반드시 달성해야 하는 성격의 소유자가 있는데, 이런 사람들은 대체로 추진력이 강하고 성과 또한 크다.

그러나 목표의식이 강하면 목표 달성에 대한 부담으로 과로를 피할 수 없다. 과로는 많은 활성산소를 유발하고 면역력을 떨어뜨리므로 암이 증식하는 것을 막을 수 없다.

** 집착하는 성격

어떤 사안이나 특정한 것에 지나치게 집착하는 사람이 있다. 집착하는 성격의 소유자는 머릿속에서 자신이 암이라는 사실을 잠시도 지워버리지 못한다. 결국, 불안·초조·공포·두려움·스트레스로 인해 많은 활성산소가 발생하여 암이 증식을 막을 수 없다.

** 비판주의자

직업별 평균 수명을 보면 의사와 체육인에 이어 언론인이 가장 짧고 성직자가 가장 긴 것으로 나타났다. 언론인은 비판하는 직업이므로 어떤 상황을 보더라도 비판적인 시각을 갖게 되어 건강에 해롭다. 비판하면 교감신경이 활성화되고 면역력이 떨어져 암과 같은 질병에 노출된다. 반면, 성직자들은 사랑하고 용서하고 이해하는 방법을 배우고 전한다. 모든 현상은 양면성이 있으므로 비판하기 보다 비판할 부분의 이면을 보고 상대방을 이해하는 것이 좋다.

** 비관주의자

암 검진을 받았을 때 '이제 죽는구나.' 하고 삶을 비관하는 사람이 있다. 자신에게 주어진 환경을 비관적으로 보는 사람은 초기 암인데도 의욕을 잃고 자포자기한다. 그런 사람은 암을 치유하기 위한 운동이나 식이요법과 같은 노력을 하지 않는다. 결국, 부정적인 사고를 함으로써 식욕은 감퇴하고 면역력이 저하되므로 암이 증식하는 인체 환경에 노출되는 것이다.

** 과욕과 탐욕

과욕이 자신의 능력에 맞지 않은 지나친 욕심을 갖는 것이라면, 탐욕은 남의 것을 탐하는 것을 말한다. 자신의 분수에 맞지 않는 과한 욕심이나 탐욕은 불평과 불만을 갖게 되는 요인이다. 불평과 불만은 활성산소를 발생케 하여 산소결핍을 부추기고 면역력이 떨어져 암이 증식하는 원인이 된다.

** 부정적 사고

모든 상황이나 현상은 동전의 양면과 같이 긍정적인 면과 부정적인 면이 공존한다. 부정적으로 바라보면 부정적인 것만 보이고 긍정적으로 바라보면 긍정적인 것이 보인다.

생각이 부정적인 사람은 매사를 부정적으로 바라본다. 일할 때도 절반쯤 마쳤으면 "아직도 절반이나 남았네."하는 부정적인 생각을 하고 좋은 것은 "겨우 절반밖에 안 남았다."라고 생각한다. 자기 부인이 미인이 아니면 미인이 아니라고 불평하고, 미인이면 혹 다른 남자들이 관심을 가질까 염려한다. 비가 오면 비가 온다고 걱정하고 비가 안 오면 비가 안 온다고 걱정한다.

부정적인 사고는 마음의 평안을 잃게 하고 면역력을 떨어뜨려서 암을 유발한다.

**\*\* 대화법을 모르는 사람**

암의 원인인 산소결핍을 불러오는 요인은 수없이 많으므로 바른 섭생을 하더라도 자신이 모르는 원인요소로 인해 암에 걸릴 수 있다.

암의 원인인 산소결핍을 불러오는 원인요소 중에서 정신적인 면이 매우 큰 영향을 미친다. 부모와 자식, 고부간, 장서간, 형제간, 이웃 간의 갈등으로 인한 스트레스는 활성산소를 유발하여 결국 산소결핍 현상과 함께 면역력을 떨어뜨려 암 증식의 원인이 된다.

갈등 상황을 해결하지 못하면 화병과 더불어 결국 암이 발병한다. 갈등 상황은 상대방에 대한 오해로 인해 발생하는 경우가 많으므로 대화를 통해 서로의 입장을 이해하는 자세가 필요하다.

**\*\* 맺고 끊는 것을 지나치게 분명하게 하는 사람**

시간 약속과 자신이 할 일을 명확하게 말하는 사람이 있다. 이러한 습관은 바람직하지만, 아이러니하게도 그런 성격의 소유자들은 그 사안이 정리될 때까지 스트레스를 받으면서 부담을 가진다.

가령 다른 사람의 부탁을 "언제까지 들어주겠다."고 약속을 하면 그때부터 부담감을 갖고 약속을 이행할 때까지 스트레스를 받는다.

때로는 예기치 못한 일이 생겨서 약속을 지키지 못할 상황에 처할 경우 상대방이 약속을 믿고 기다릴 것이라는 부담으로 인해 많은 스트레스를 받는다.

약속 시간을 분명하게 정하지 말라는 것은 아니다. 반드시 내가 해야 할 일이고 나에게도 중요한 일이라면 그렇게 해야겠지만, 자신과 별로 상관없는 일방적인 부탁이라면 스스로 올가미를 만들어 부담을 가질 필요는 없다는 얘기다.

반드시 해야 할 일이라도 "가능한 한 반드시 언제까지 끝내겠다."고 단언하기보다는 "그리하도록 최선을 다하겠다."라고 여운을 남기면 부담을 줄일 수 있다. 특히 암 환자는 이러한 부담을 갖지 않도록 노력해야 한다.

**✱✱ 'NO!' 라고 말하지 못하는 사람**

누군가로부터 부탁을 받았을 때 원치 않는 일인데도 성격상, 혹은 상대방과의 인간관계 때문에 거절을 못하는 사람이 있다. 그럴 경우 거절하지 못한 일로 인해 결국 스트레스를 받는다. 스트레스는 암을 유발하는 주요 요인이다. 자신이 그러한 성격의 소유자라면 "일단 생각해 보겠다."고 말미를 두어 말하고 나중에 이런저런 이유를 들어 "어렵다."고 말하는 지혜가 필요하다.

# 5
# 암세포를 사랑하라

■ 현대 의학은 암세포를 적으로 생각하고 죽이려고 한다. 환자나 의사는 일단 몸속에 암이 있으면 수술이나 항암제 또는 방사선을 동원하여 제거한다. 하지만 정상세포는 다치지 않게 하면서 암세포만 제거하는 방법은 없다. 현대 의학적 방법으로는 암을 죽인다고 해도 암은 계속하여 재발하며 끝도 없이 암을 죽여야 한다. 문제는 암세포를 죽이는 과정에서 정상세포도 죽는다. 손상 받는 정상세포는 암세포와는 비교할 수 없을 만큼 크고도 중요한 장기다. 그로 인해 결국 사망하는 것이다.

암 연구가들은 "암은 유전으로 치료할 수 없는 병이다, 환자 조상 탓이다, 가족 중 유방암 환자가 있으면 미리 유방을 잘라내고 담낭도 잘라내라."고 말한다. 이런 주장으로 인해 가족 중 암 환자가 있는 경우 불안에 떨며 두려움과 공포감에 시달리는 것이다.

현대 의학은 조기 진단하면 생존율이 높다며 유방이든 갑상선이든 1g만 있어도 암 환자 딱지를 붙여 처방한다. 그대로 두면 전이되어 죽는다며 수술·항암제·방사선을 투여하여 몸을 만신창이로 만든다. 이처럼 암세포를 죽여야만 하는 대상으로 알고 온갖 극약처방을 서슴치 않는다.

암은 산소를 공급받지 못한 세포에서 유전자 이상이 발생한 것이다. 얼마나 오랫동안 고통을 받았으면 그러한 장애가 발생했겠는가? 대다수 암 환자는 암세포를 적으로 생각하고 증오심마저 갖게 된다. 암세포를 죽이려고 집착하면 암의 노예가 되어 끊임없이 독성물질의 공격을 받아 암이 더 빨리 증식하게 된다. 과음·흡연·스트레스·미움·원망·증오심으로 인해 숨 막힐 정도로 체내 산소가 부족한 상태가 최소한 10년 이상 지속되었을 것이다. 그러한 환경을 만든 것은 자신이다. 따라서 암세포에게 미안한 마음을 가지고 더는 고통을 주지 말고 이제부터라도 사랑을 베풀어 줘야 하지 않겠는가?

생명체는 사랑을 받으면 모든 기능이 건강해진다. 남녀 간에도 사랑하면 아름다워지고, 식물도 사랑한다고 말해주면 건강하게 자라고, 심지어 물의 분자구조도 아름답게 바뀐다고 하는데 우리 몸인 세포도 사랑을 받을 때 건강해지는 것은 더 말할 나위 없을 것이다.

몇 년 전 한 방송에서 태아 낙태 영상을 방영했는데 수정된 지 불과 4개월밖에 안 된 태아가 메스를 이리저리 피해 다녔다. 이처럼 뱃속 태아가 살기 위해 몸부림치는 것을 산모가 안다면 함부로 낙태하지 않을 것이다.

그것은 비단 태아뿐만 아니라 우리 몸의 세포도 마찬가지다. 세포 하나에는 10만 개의 유전자가 들어 있다고 한다. 세포 하나하나가 생명체이므로 감정이 있고 사랑과 고통을 느낄 수 있다. 바늘에 찔리면 통증을 느끼는 것도 세포가 고통스럽다는 신호를 보내는 것이다. 이렇게 간절히 살고 싶어 하는 세포에 메스나 독가스, 방사선으로 고통을 주어서는 안 된다.

현대 의학의 암 치료 방법은 이렇게 비유할 수 있다.
어느 나라에 조직 폭력배가 있었다. 그들은 집단화되고 폭력성이 심해서 그대로 놔둘 수 없는 상황이다. 당국에서는 이에 대한 대책으로 어떤 사람이 조직원인지 골라서 죽이는 방법을 찾기 시작했다. 그런데 폭력 조직원들이 선량한 시민들 속에 섞여 있으므로 누가 폭력 조직원인지 일일이 분별할 방법이 없다.

분석 결과 특정 지역의 한 마을에 폭력 조직원들이 특히 많이 살고 있음을 알게 되었다. 그래서 한 개 면의 면적을 계산하고 초토화할 수 있는 폭탄을 개발하여 투하했다. 그 결과 폭력 조직원을 몰살시킬 수 있었고 일부 선량한 주민도 죽었다. 이러한 방법이 암 수술요법의 효과다.

그런데 몇 달 후에 다른 지역에 흩어져 살던 다른 조직원들이 또다시 말썽을 피운다. 당국에서는 그들의 특징을 분석한바 주로 자정에서 새벽 4시 사이에 많이 활동한다는 사실을 알아냈다. 하지만 그대로 놔뒀다가는 모두 다 위험에 빠질 수 있으므로 선량한 시민이 일부 희생되더라도 그 시간에 활동하는 사람을 몰살하는 방법을 찾아냈다.

그것은 피부에 노출되면 서서히 죽게 만드는 강력한 화학물질을 개발하여 조폭들이 많이 활동하는 시간에 항공기를 이용하여 전 국토에 뿌리는 방법이다. 그렇게 화학물질을 투하함으로써 대다수 폭력 조직원을 몰살할 수 있었다. 이것이 화학물질인 항암제이다.

그런데 예상치 못한 문제가 발생했다. 강력한 화학물질의 오염으로 인해 6개월에서 5년 사이에 주민 대다수가 사망할 정도의 치명적인 영향을 받게 된 것이다. 이러한 부작용을 알게 된 당국에서는 조직원만을 골라 죽이는 방법을 연구하기 시작하였다. 연구 결과 폭력배 조직원들의 머리카락이 가늘다는 사실을 알게 되었다.

그 후 연구기관에서는 머리카락이 가는 사람을 죽일 수 있는 약을 개발하여 수돗물에 타서 살포하였다. 그로 인해 머리카락이 가느다란 사람(조폭)을 모두 죽일 수 있었다.

당국에서는 주민들에게 큰 피해를 주지 않으면서 폭력 조직원을 제거할 수 있게 되었다며 한숨을 돌렸다.

그러나 선량한 시민 중에서 새롭게 폭력배가 되는 예상치 못한 일이 벌어졌다. 조직원이 발생할 때마다 약을 투하했는데 어찌 된 일인지 어느 순간부터 약효가 나타나지 않았다.

분석해 보니 손톱에 줄무늬가 생기는 특징을 가진 새로운 폭력배가 나타난 것이다. 그러자 당국에서는 5년에 걸쳐 새로운 방법을 개발하여 손톱에 줄무늬가 있는 조직원만 골라 죽일 수 있었다. 그럼에도 불구하고 이전과는 다른 특징을 가진 폭력배가 태어났다. 표적항암제로는 암을 제거해도 재발할 수밖에 없는 것과 같다.

결국, 당국에서는 개발 비용을 감당할 수 없게 되자 실효성이 없다며 폭력배 퇴치에 대해 포기선언을 하고 말았다. 미국 국립암센터가 1971년 이후 40여 년간 2조 달러나 되는 막대한 자금을 투여하고도 암 치료를 포기한 것도 바로 이러한 이유에서다.

그런데 한 작은 연구기관에서 그들이 왜 폭력 조직원이 되었는지 본질적인 연구를 했다. 연구결과 그들은 사회에 대한 불만이 있었다. 그들의 세부적인 불만 요소는 다양했지만, 그 본질은 관심 부족과 사랑에 대한 결핍이었다. 즉, 문제의 근본적인 해결책은 그들에게 관심과 사랑을 베풀어 주는 것이다.

일부 폭력배에게 불만을 해소하는 조치를 한 결과 순화시킬 수 있었다. 그 후 당국 차원에서 폭력 조직원들에게 먹을 것도 주고 편한 잠자리를 제공하고 직업도 알선해 주었다. 그들에게 관심과 사랑을 베푼 결과 더 이상 폭력배가 나오지 않게 되었다.

암은 세포가 산소를 공급받지 못해서 그 고통으로 유전자에 이상이 발생한 것이다. 산소가 부족하므로 포도당에서 ATP로 전환하지 못하고 포도당에서 바로 대사가 이루어지므로 고통 속에 사는 것이 암세포다. 따라서 암을 치유하려면 세포가 필요로 하는 산소와 영양을 공급해야 한다.

암은 산소부족으로 인해 발생하므로 산소를 공급해서 정상세포로 바꿔 주고 새로운 암세포가 발생하지 않도록 하는 것이 근본 해결책이다. 암에 대한 미움과 증오심 대신 암이 발병하는 환경을 만든 데 대한 미안한 마음으로 암세포를 정상화하도록 치료의 방향을 바꿔야 한다.

우리 몸을 구성하는 장기인 위·폐·간·신장·뇌세포 등은 세포 하나하나가 모여서 구성된 나의 몸이다. 내 몸을 아껴주고 사랑해야 건강해질 수 있다.

　스트레스 · 중금속 · 가공식품 · 포화지방 · 미움 · 증오 · 원망 등을 멀리하고, 사랑과 기쁨과 감사한 마음을 갖고 생활해야 한다. 그리고 항산화식품 · 물 · 염분을 충분히 섭취하고, 몸을 따뜻하게 해 주며 규칙적인 운동으로 맑은 공기와 함께 많은 산소를 공급해야 한다. 그러면 암세포는 정상세포로 순화될 것이며 정상세포는 이전보다 건강한 몸이 되는 것이다.

## 제3부

암 환자
생활 바꾸기

암은 생활 병이므로 생활을 바꾸어야 한다.
긍정적 사고와 자신에게 맞는 운동과 정상체온을 유지하여
세포에 산소가 충분히 공급되는 생활을 해야 한다.

# 1 암 환자의 긍정 상황 만들기

■ 암의 원인이 되는 산소결핍은 긍정적인 생각을 통하여 상당 부분 해소할 수 있다. 부정적인 생각은 몸에 스트레스로 작용하여 결국 산소부족 현상을 만들 뿐만 아니라 면역력을 떨어뜨린다. 반면 긍정적인 생각은 엔돌핀과 같은 생리 활동에 유익한 호르몬을 생산하여 면역력을 높여 준다.

암 환자가 의사를 만나면 암이 치유될 수 있다는 말보다는 "치료가 안 된다, 대부분 죽는다, 몇 개월 밖에 못산다."는 부정적인 말을 듣는다. 심지어는 항암제를 받으라는 의사에게 "항암제 받으면 완치가 되느냐?"고 물으면 "완치는 안 된다."고 말한다. 환자들은 의사의 말을 신뢰하기 때문에 의사로부터 죽는다는 말을 들으면 자신이 죽을 것이라는 부정적인 생각을 하게 된다.

하지만 죽는다고 말하는 의사의 말을 곧이곧대로 받아들일 필요는 없다. 설령 그것이 의사의 정확한 진단이라고 해도 그러한 부정적인 말을 머릿속에 담아 두어서는 안 된다.

그렇다면 긍정적인 마음을 위한 방법을 구체적으로 알아보자.

**✱✱ 암은 죽는 병이 아니라는 확신을 가진다.**
사람은 마음속에 무엇을 담고 사느냐에 따라 자신의 운명이 결정된다. '나는 암 환자다, 곧 죽을 것이다.'라고 생각하면 반드시 죽는다. 암 환자가 많이 죽는 이유는 '암은 죽는 병인데 나는 암이다, 나는 죽을 것이다.' 하고 자신의 머릿속에 암과 죽음에 대한 생각으로 가득 차 있기 때문이다.

암을 극복하려면 암을 극복하는 섭생을 하되 살 수 있다는 긍정적인 생각을 해야 한다.

**✱✱ 암을 극복할 수 있다고 말하는 사람을 만나라.**
의사든 환자든 "암은 극복할 수 있다."는 논리와 확신과 신념을 지닌 사람을 만나면 환자 자신의 뇌리에 '암을 극복할 수 있다'는 논리와 함께 자신감과 희망이 싹튼다. 다만 막연한 믿음보다 암을 정통하게 알고 있는 사람을 만나야 한다. 멘토를 정할 때도 원리를 알고 바르게 실천하는 사람을 만나 교류하는 것이 바람직하다.

**\*\*** 시한부라는 말을 믿지 마라.

암 환자는 의사로부터 죽는다는 말을 들으면 절망감에 앞이 보이지 않는다고 한다. 이때 필자는 시한부라는 의사의 말을 절대 믿지 말라고 조언한다. 죽는다는 의사의 말도, 죽지 않는다는 필자의 말도 모두 맞는 말이 아니다. 환자의 수명을 아는 사람은 아무도 없다. 그러므로 굳이 부정적인 말을 듣고 머릿속에 담아둘 필요가 없다는 의미이다.

혹시라도 말기암 판정을 받았거나 몇 개월 시한부라는 말을 들었더라도 그 말을 그대로 받아들일 필요가 없다. 시한부 판정을 내리는 사람(의사)들의 말이 진실일 수 있지만, 그것은 병원 치료를 계속 받을 경우의 통계이다.

그러나 그들이 보지 못하고 알지 못하는 다른 세계가 있다. '살 수 있다.'는 긍정적인 생각과 희망의 끈을 붙잡고 있을 때 단 1%의 가능성이라도 자신의 것이 될 수 있으므로 굳이 죽을 확률에 마음을 던져서는 안 된다.


**\*\*** 스트레스 환경에서 벗어나라.

사회생활을 하다 보면 스트레스가 다가오기도 하고 가족이나 형제 사이, 이웃 관계, 각종 모임 등에서도 스트레스를 받는 일이 다반사다. 만약 어떤 모임에서 스트레스받는 일이 지속된다면 그런 모임은 피하는 것이 좋다. 그리고 스트레스를 주는 사람의 전화라면 '수신거절'로 처리를 해 놓는 것도 하나의 방법이다.

**✱✱ 암 극복한 사람을 친구로 삼아라.**

암을 극복한 사람들의 공통점이 있는데 그것은 다름 아닌 긍정적인 생각을 했다는 것이다. 그들은 자신이 암이라고 해도 그 상황을 긍정적으로 바라보고 희망적인 미래를 바라보는 습관을 지녔다. 주변에서나 인터넷 동호회 등을 통해 암을 극복한 사람들과 함께하면 그들로부터 긍정적인 힘을 받아 자신도 긍정적인 사고로 바뀔 뿐만 아니라 암을 극복하는 데 좋은 정보를 얻을 수 있다.

**✱✱ 자신을 인정해 주는 사람을 만나라.**

사람은 인정을 받을 때 힘이 솟는다. 자신을 인정해 주는 사람과 교제하거나 그러한 모임에 나가면 자신감을 얻을 수 있고 행복해진다. 만약 우울증에 빠져서 사람을 만나는 것이 싫고 자신을 인정해 줄 만한 대상이 없다면 애완견이라도 키워보라. 애완견은 자기 주인을 좋아하고 인정하고 충성을 다한다. 비록 애완견이라도 자신을 인정하고 충성하는 모습을 보면 자신감과 긍정적인 마음을 갖는 데 도움이 될 것이다.

** 흥미 있고 자신이 잘하는 일을 골라서 하라.

어떤 일을 하더라도 자신이 가장 잘하고 인정받는 일을 하라. 누군가로부터 부탁을 받거나 일시적으로 무언가를 하더라도 자신이 잘할 수 있는 것만을 골라서 하라. 잘하지 못하는 일을 하다 보면 핀잔받을 가능성이 높으므로 결국 정신적인 스트레스를 받게 된다. 자신이 좋아하고 흥미 있는 일을 골라서 하면 자신감과 자긍심이 생기며 몸에서 생리활성 호르몬이 많이 생성되어 암 극복에 도움이 된다.

** 원하지 않는 일은 억지로 하지 마라.

암 환자들은 일반적으로 책임감이 강하고 지나치게 남을 배려하거나 강박관념을 가진 사람들이 많다. 그러다 보니 남에게 싫은 소리를 하지 못하고 혼자서 문제를 짊어진 채 끙끙 앓는 경우가 많다. 또한, 다른 사람의 부탁을 거절하지 못하므로 부탁을 들어주고는 힘들어한다. 그로 인해 스트레스가 쌓이면 몸속에 활성산소가 발생하여 산소 결핍 상태가 심해진다. 특별한 경우가 아니라면 자신이 원치 않는 일은 하지 않는 것이 바람직하다. 직업을 선택하는데 있어서도 마찬가지다.

** 긍정적인 면을 보라.

암 판정을 받으면 자신이 처한 모든 상황을 불행하다고 생각한다. 하지만 암에 걸렸다고 해서 반드시 부정적인 면만 있는 것은 아니다.

암을 치유하면서 인생의 깊은 내면을 깨닫는 사람도 있고, 암을 스스로 치유한 후에 그 방법을 전하면서 귀하고 보람된 일을 하는 사람도 적지 않다. 시한부라는 말을 들었다고 해도 몇 달 혹은 몇 년을 살 수 있다는 것이 얼마나 감사한가! 몇 달 혹은 몇 년이라는 기간은 건강을 회복하기에 결코 짧은 기간이 아니다.

**\*\* 긍정의 에너지를 받아라.**

독자 중에 말기암인 환자는 늘 지쳐서 말도 제대로 하지 못하는데 필자가 "암은 죽는 병이 아니다."라는 사실을 논리적으로 말해주면 힘이 생긴다고 한다. 말기암인데도 "죽지 않는다."는 말을 듣는 것만으로도 목소리에 힘이 넘치고 생기를 다시 회복하는 것을 볼 수 있다. 물론 막연히 살 수 있다는 말보다 왜 그러한지 이치에 맞게 설명하면 설득력 있게 전달되는 것을 느낀다.

독자로부터 자신이나 혹은 가족이 암 환자인데 "6개월밖에 살지 못한다."는 말을 들었지만, 식사도 잘하고 거동도 잘한다면서 긍정적인 메시지를 달라는 부탁을 받는다. 말기암 진단을 받고 누구로부터도 희망적인 말을 들을 수 없게 되자 책에서 전하는 희망의 메시지를 직접 듣고 싶다는 것이다.

암 환자는 암을 치료하는 방법을 아는 것도 중요하지만, 주변으로부터 긍정의 에너지를 받는 것도 매우 중요하다.

**✻ 결과가 신나는 정보를 보라.**

건강한 사람도 자신이 응원하는 팀이 경기에서 패하면 관람하는 동안 정신적인 스트레스로 인해 일시적으로나마 악영향을 받는다. 만약 암 환자가 자신이 응원하는 팀이 진다면 일시적이지만 스트레스로 인해 암 극복에 해롭다. 스포츠 게임을 볼때는 그저 즐기는 것이 좋다.

**✻ 재미있는 프로그램을 보라.**

방송 채널마다 매주 코믹 프로그램들이 다양하게 진행된다. 종합편성 채널에는 가볍고 재미있는 프로그램들이 넘쳐난다. 그저 이해 관계 없이 즐기면서 보면 웃음이 절로 나온다. 유쾌한 프로그램들을 즐기는 동안 엔돌핀과 면역력이 향상되어 암은 증식하지 못한다.

**✻ 암을 치유했다는 사례가 나오는 방송을 자주 보라.**

병원 치료의 가장 부정적인 면은 산소를 차단하는 치료로 인해 정상세포마저도 해롭게 만든다는 것도 있지만, 치료 과정에서 환자들이 죽어 나가는 모습을 보는 것 또한 암 환자에게 매우 나쁜 영향을 준다. 자신과 같은 질병을 가진 사람이 죽는 것을 보면 불안할 수밖에 없다. 반면 자신과 비슷한 질병을 가진 사람이 건강을 되찾았다는 사례를 접하면 자신도 살 수 있다는 희망을 갖게 된다. 살 수 있다는 희망은 암 환자에게 있어서 매우 큰 에너지다.

최근에는 여러 종합편성 채널에서 암 극복 사례를 다루는 프로그램이 인기를 끌고 있다. 암 환자에게 희망을 주는 긍정적이고 유익한 프로그램을 반복 시청함으로써 건강 회복에 대한 긍정의 에너지를 얻는 것은 아주 탁월한 치료제다.

**\*\* 주연을 하지 마라.**

본인의 일은 물론 자신이 속한 조직의 일이나 혹은 자신과 별로 상관없는데도 나서서 그 일을 주도하는 성격의 소유자들이 있다. 소위 오지랖이 넓은 사람인데, 이러한 생활 자세는 암을 극복하는 데에는 좋지 않다. 좋지 않은 일에 간섭하며 그 일을 주도적으로 하다 보면 갈등 속에 휘말리게 되어 스트레스를 받게 된다. 그 과정에서 발생하는 원망과 증오로 인해 몸에서 많은 활성산소가 발생하여 면역력이 떨어진다. 자신에게 보람 있고 행복한 일이 아니라면 주연 역할을 함으로써 본인에게 돌아오는 것은 암을 증식시키는 것뿐이다. 즐거운 일이 아니거나 반드시 자신이 해야 할 일이 아니라면 끼어들지 않은 것이 바람직하다.

**\*\* 힘의 한계에 부치면 맡겨라.**

용인의 한 교회에서 시무하는 젊은 목사는 40대 초반에 비교적 큰 교회의 담임목사가 되었다. 처음에는 교회의 모든 일을 자신이 주도하고 결정할 수 있다는 사실에 보람을 느끼며 열심히 뛰었다. 그런데 주일설교 3~4회 · 새벽예배 인도 · 부목사들 관리하는 일 · 교회 행정관리 · 성도들의 문제 등 많은 일을 혼자서 다 처리하다 보니 결국 스트레스가 쌓이고 나중에는 힘에 부치더라는 것이다. 그는 젊음을 내세워 새벽부터 밤늦게까지 열심히 뛰면서 잘해 보려고 했지만 한계를 느꼈다고 한다. 결국, 자신의 능력만으로는 큰 교회의 많은 일을 빈틈없이 완수하기가 쉽지 않음을 알게 되었다.

그 후로부터 그가 해야 할 모든 일을 전지전능한 하나님께 맡겨 버리기로 했다. 교인들에게도 자신은 담임목사이지만 바지목사일 뿐이고 진짜 담임목사는 하나님이라고 선포했다. 잘돼도 하나님이 하신 일이고 잘못돼도 하나님의 뜻이라며 자신을 원망하지 말라고 말했다. 그렇게 스스로 주연이 아닌 조연을 자처한 것이다. 그랬더니 부담과 스트레스가 적어지고 설교도 잘되고 일도 잘 풀리더라는 것이다.

이처럼 부담되는 일들이 자꾸 다가온다면 정신적으로 의지할 대상을 찾는 것도 하나의 방법일 것이다. 정말 암의 상태가 극한 상황이라면 자신의 병을 전지전능하다고 믿어지는 어느 대상에게 맡겨보는 것도 정신적으로 큰 도움이 될 수 있을 것이다. 김의신 박사도 병원에서 포기한 암 환자 가운데 생존한 사람 중에는 모든 것을 신에게 맡김으로써 암을 극복한 사례가 많다고 한 방송에서 밝혔다.

암은 정신적인 영향이 매우 크다는 점에서 전지전능한 대상에게 자신을 맡기는 것 또한 좋은 방법이다. 내일에 대한 염려와 죽음에 대해 두려움을 덜 수 있는 아주 중요한 방편일 수 있다. 의학에 대하여는 가장 자신이 있다는 의사의 수명(61.7세)이 가장 짧고, 종교인의 수명(82세)이 가장 길다는 사실은 이와 관련이 없어 보이지 않는다.

** 'NO!'라고 말하라.

한번 서운한 게 낫지 지속해서 스트레스를 받게 될 일은 떠안지 말아야 한다. 곤란한 일을 부탁받았을 때 거절하기 어려워서 할 수 없이 "예"라고 대답을 하면 그때부터 늘 부담이 생긴다. 부담을 떠안다 보면 해주고도 욕먹는 일이 생기고 오히려 인간관계가 더욱 나빠질 수 있다. 암 환자가 이러한 성격을 갖고 있으면 암 치유에 매우 부정적인 결과를 가져온다.

인간관계가 잠시 곤란해질 우려가 있더라도 'NO!'라고 말할 수 있어야 한다. 'NO!'라고 말하기 곤란하면 부드럽게 거절하는 방법도 있으므로 원하지 않는 일은 맡지 말아야 한다. 'NO!'라고 말하는 것도 자꾸 해봐야 익숙해질 수 있으니 훈련한다고 생각하고 시작해 보라.

필자의 지인 중 한 여성은, 배려심이 없고 성격 급한 시아버지를 모시고 살고 있었다. 그녀는 시아버지와 심한 갈등 속에 소화불량에 이어 위장병과 우울증으로 병원을 찾는 일이 잦아졌다. 그녀가 스트레스를 받게 된 것은 그녀 스스로 자초한 일이다. 그녀는 맏며느리도 아니며 재산이라곤 한 푼도 물려받지 못했지만, 남편의 뜻을 따라 나름 효도를 한다면서 시부모님을 모시고 살았다. 그런 생활 속에 성격이 원만하지 않은 시아버지와 부딪히게 되면서 결국 건강을 잃었다. 애초에 'NO'라고 말했더라면 그런 상황은 전개되지 않았을 것이다.

**✱✱ 하루라도 빨리 털고 가라.**
타인의 부탁을 거절하지 못하거나 습관적으로 부담을 떠안는 성격으로 인해 갈등 · 스트레스가 점점 커진다면 건강에 해롭다. 가능하면 용기를 내어 상황을 빨리 탈피해야 하며 성격상 어렵다면 다른 사람의 도움을 받아서라도 그러한 상황을 조속히 벗어나야 한다.

**✱✱ 즉답을 피하고 말미를 두어라.**
타인의 부탁에 생각 없이 즉석에서 대답하는 성격이라면 선뜻 "그렇게 하겠다."는 즉답을 하지 않도록 노력하라고 권하고 싶다. 예를 들어 가족이나 친척 간에 분담해야 할 상황에 놓였을 때 순간의 분위기에 휩쓸려 "예"라고 대답하고 나중에 생각해 보면 '그게 아닌데' 하고 후회하는 일이 벌어질 수 있다. 경제적 · 시간적 · 정신적 형편이 안 되면 그로 인해 스트레스를 받게 되고, 설사 능력이 된다고 해도 "왜 내가 이 일을 맡아서 고생하지?"라는 생각으로 인해 스트레스를 받을 수 있다. 그런 성격의 소유자는 상대방과의 약속을 쉽게 취소하지도 못한다. 스트레스를 받지 않으려면 성급하게 '예'라고 말하는 습관을 바꾸어야 한다. 즉, 어떤 일을 결정할 때에는 즉답하지 말고 생각해 보자고 말미를 두는 것이 좋다. 그리고 자신에게 부담된다고 생각되면 상대방의 기분이 나쁘지 않도록 완곡한 표현으로 거절하면 된다. 이런 습관은 하루아침에 생기는 것이 아니므로 훈련이 필요하다.

**\*\* 잊어버려라.**

마음에 스트레스를 주는 미움·원망·증오와 같은 일들은 모두 과거의 일이다. 지나간 일들은 머릿속에 담아두지 말고 잊어버리는 게 좋다. 바보에게는 암이 없다고 한다. 바보는 과거의 나쁜 일들을 기억하지 못하므로 정신적 스트레스를 받는 일이 적기 때문일 것이다.

특히 여성 암 환자들을 상대로 암이 발병한 원인이나 혹은 암이 잘 낫지 않는 원인을 분석해 보면 남편에 대한 배신감이나 원한을 마음에 품고 사는 사람들이 많다. 그런 환자는 암 치료에 좋다는 음식을 먹거나 산소 부족을 해소하는 다양한 처방을 하더라도 약간 호전될 뿐 본질적으로 산소부족을 만드는 원인을 마음속에 품고 살기 때문에 백약이 무효한 것이다. 따라서 나쁜 과거의 일들은 털어버리되 그것이 어렵다면 스트레스를 받는 상황으로부터 아예 탈피하는 것이 좋다. 멀리 이사를 하거나 생각이 떠오를만한 물건을 버리고, 취미나 운동을 통해 다른 일에 집중하는 것도 하나의 방법이다.

**\*\*** 이해하라.

사람의 본성은 선한 면과 악한 면이 공존하는데 살아가면서 선한 쪽으로 기울기도 하고 점점 악한 성품으로 바뀔 수도 있다. 그리고 상황이나 때에 따라서 악하게 행동하거나 선하게 행동할 수도 있다.

인간의 본성을 이해하면 '그럴만한 사정이 있나 보다. 혹은 그에게는 그런 면이 있구나.' 하고 이해하고 넘어갈 수 있다. 그리고 상대방의 입장이 되어 '만약 내가 그 상황이라면 어떻게 했을까?' 하고 생각해 보면 '나도 그럴 수 있겠다.'라며 이해할 수도 있다. 상대방과 입장을 바꿔 놓고 생각해 보면 이해할 수 있는 일들이 대부분이다.

그래도 이해가 안 된다면 '그 사람은 그런 사람이로구나.' 하고 그 자체를 인정하라. 상대방에 대한 기대를 접으면 마음의 괴로움이나 스트레스에서 벗어나는 데 도움이 된다.


**\*\*** 용서하라.

인생을 살다 보면 스트레스·증오·미움·원망 등을 갖게 되는 일이 누구에게나 다가온다. 자신의 재산을 갈취하거나 가족을 죽인 사람이 있다면 과연 용서할 수 있을까? 자신을 두고 다른 이성에게 빠져서 재산을 탕진한 배우자가 있다면 과연 용서할 수 있을까? 남편의 외도로 인해 싸우는데 시어머니가 나서서 남편을 두둔한다면 그 시어머니를 미워하지 않을 수 있을까? 그런 상황이 되면 그 누구라도 배신감·미움·원망·증오심 등을 갖지 않을 수 없다. 이러한 일은 마음속에 상처가 되어 끝없는 스트레스와 고통으로 이어진다.

스트레스를 받으면 뇌에서 많은 산소가 소모되므로 세포에 산소가 더욱 부족해지고 면역력도 떨어지므로 암이 점점 악화하는 것이다. 상대가 진정으로 잘못을 인정하고 회개한다면 최선이겠지만 상대의 마음을 내 생각대로 바꿀 수도 없는 일이다. 따라서 스트레스를 받지 않으려면 용서하는 것뿐이다.

독자 중 50대 후반의 유방암 환자가 있었는데, 그녀는 항암제를 두 차례 받은 후에 책을 통해 부작용을 알고 항암제를 끊었다. 그 후 암이 치료될 만한 조처를 했는데도 불구하고 급속도로 악화했다. 그 이유는 남편에 대한 원망과 증오심이었다. 남편이 잘못을 뉘우치지 않았기 때문에 마지막까지 증오심을 풀지 못하고 결국은 안타까운 최후를 맞았다. 만약 그녀가 남편에 대한 원한을 풀었다면 생존할 수도 있었을 것이다. 용서는 상대를 위해서가 아니고 자신의 정신적·육체적 건강을 위해서 필요하다. 특히 암 환자라면 더욱 마음속에 있는 미움이나 증오심을 벗어 던져야 한다.

\*\* 원수 갚는 일은 꿈에도 생각하지 마라.

원한이 있으면 원수 갚고 싶은 마음을 떨칠 수 없을 것이다. 하지만 원수를 갚으면 잠깐은 후련할 수 있겠으나 그 후 또 다른 원한과 화를 불러 악순환이 반복된다. 그리고 그 후에는 죄의식으로 인해 건강을 해칠 수 있다. 따라서 원수를 갚겠다는 생각은 꿈에서라도 해서는 안 되며 분노를 풀 다른 대안을 찾는 것이 유익이다.

**✱✱ 사랑하라.**

사랑이라는 말은 참으로 귀하고 아름다운 말이다. 사랑은 슬픔과 고통과 질병까지 치료하는 묘약이다. 사랑하는 마음이 있다면 용서할 수 있으며 용서를 통해 미움과 증오심을 버릴 수 있다.

미움과 원망, 증오심은 암 발병의 주요 원인이다. 따라서 사랑하는 마음을 통해 미움과 원망, 증오심을 버릴수만 있다면 암을 극복하는데 큰 도움이 된다. 성경에는 사랑하라는 말이 유독 많이 나온다. 형제나 이웃은 물론 원수까지 사랑하라는 말이다. 원수를 사랑하라는 말은 결국 원수를 위해서가 아니고 나 자신을 위한 것이다. 사랑하는 마음을 가질 때 암을 빨리 극복할 수 있다.

**✱✱ 아예 포기하라.**

원수를 용서하는 것은 그리 쉬운 일이 아니다. 그것이 단순히 지나간 과거사의 일이라면 모르되 현재 진행형일 경우 더더욱 어려운 일이다. "인간의 탈을 쓰고 어떻게 그럴 수 있을까?"하고 생각하면서 이해를 하려고 해도 이해할 수 없는 사람이 있다. 부부간이나 형제간에 해서는 안 될 행동을 하는 사람이 있다. 많은 것을 베풀었는데 상황이 바뀌자 배신하고 180°돌변하는 사람도 있다. 그런 사람을 용서하고 사랑한다는 것은 성인군자가 아니고서는 거의 불가능하다. 그런 상대는 대부분 가까운 사람이며 항상 부딪혀야 하므로 그들과 함께 살아가는 것 자체가 생지옥이다. 그런 스트레스에서 벗어나는 방법은 단 한 가지, 아예 포기하는 것이다. 미움이나 원망, 증오는 어떤 면에서는 상대에 대한 애착이 있으므로 나타나는 감정이다. 즉, 남편에게 원한과 증오심을 갖는 이유는 애정이 남아 있기 때문이다. 하지만 '해결의 가능성이 보이지 않는 인간'이라면 아예 마음속에서 지워 버리는 것이 현명하다. '짐승만도 못한 상대를 미워할 필요가 있겠는가?'라는 생각을 한다면 스트레스에서 벗어날 수 있다.

**✳✳ 명상으로 잊어라.**

나쁜 기억을 떠올리면 뇌파가 빨라지고 심장박동수도 크게 올라가는데 그것은 곧 산소를 많이 소모하여 뇌세포에서 산소가 부족해졌기 때문이다. 즉, 나쁜 기억을 떠올리는 것만으로도 산소부족 현상이 나타나고 암이 악화한다. 따라서 명상을 통해 나쁜 기억을 지우면 마음의 평안을 얻게 되므로 산소부족 현상을 해소할 수 있다.

**✱✱ 미래의 일은 좋은 것만 바라보라.**

염려 · 근심 · 걱정은 암 환자에게 매우 해롭다. 그런데 미래에 다가올 걱정 근심까지 짊어지고 사는 사람이 있다. 미래에 어떤 일이 일어날지는 아무도 모르며 염려했던 일들이 반전이 되는 경우도 적지 않다. 성경에는 "내일 일을 염려하지 말라."는 구절이 있다. 내일 어떤 일이 벌어질지는 아무도 알 수 없으므로 준비는 하되 염려할 일이 발생하면 그때 가서 염려해도 늦지 않다. 즉 염려 걱정 근심을 쓸데없이 장기적으로 갖고 살지 말라는 얘기다.

만약 내일 일을 담아두려면 희망적인 것만 담아두라. 내일의 희망을 즐긴다고 누가 뭐라 할 사람은 없다. 행복은 마음속에 있다고 하지 않았는가? 미래의 것은 좋은 일만 떠올리며 마음껏 누려보자.

**✱✱ 즐거운 일만 기억하라.**

삶이 즐거우면 좋은 일만 떠오르고, 즐겁지 않으면 나쁜 기억만 떠오른다. 누구에게나 즐거운 일과 힘든 일이 있지만 마음속에 무엇을 담느냐에 따라 행복하기도 하고 불행할 수도 있다. 행복과 불행은 상황이 아니고 마음속에 있다는 것이다. 될 수 있으면 행복했던 기억을 떠올리고 마음으로 즐겨라. 하루하루 즐거웠던 일만 생각하고 기록해 보면 즐거웠던 일들을 얼마든지 찾아낼 수 있다.

**✲✲ 신앙을 가져라.**

미움·원망·증오심을 갖게 되면 몸에서 산소가 많이 소모되므로 활성산소가 발생하여 암이 빨리 증식한다. 이러한 경우 암을 치료하더라도 효과를 보기 어렵다.

보통 사람으로서 미움·원망·증오심을 버리는 것은 결코 쉬운 일이 아니다. 이럴 때는 신앙의 힘을 빌리면 큰 도움이 될 수 있다. 성경에 비추어 보면 인간은 누구나 죄인이다. 예수의 대속을 통해 자신의 죄를 용서받은 사실을 깨닫게 되면 자신도 상대방을 용서할 수 있는 동기가 생긴다.

신앙의 힘은 비단 미움·원망·증오심을 극복하는 것으로 끝나지 않는다. 자신이 가장 믿고 의지하는 의사로부터 '죽는다'는 말을 듣거나 옆에 있던 암 환자가 죽는 것을 보고 두려움이 엄습할 때 전지전능한 누군가가 자신의 뒤에서 지켜줄 것이라는 믿음을 갖게 되면 염려·두려움·공포감을 떨칠 수 있다. 그에 더하여 사후 세계에 대한 긍정적 확신이 있다면 눈앞의 현실이나 두려움을 극복하는 데 큰 도움이 된다.

**✲✲ 기적을 믿어라.**

항암제를 받고 암세포가 줄어든 것으로 알고 있었는데, 의사로부터 "중요한 장기에 암이 재발하여 더는 방법이 없다."는 말을 들었다며 어떻게 하면 좋겠느냐는 상담을 받을 때가 종종 있다. 항암제의 독성으로 인해 간에 암이 발병하여 복수가 차고 아무것도 먹지 못하는 상태에서 살 수 있는 방법을 물어오면 답답한 노릇이다.

그쯤 되면 생명을 장담할 수 없는 상태이므로 이럴 때는 기적을 바라며 전지전능한 누군가에게 자신의 운명을 맡기는 것도 정신적으로 큰 힘이 된다. 흔한 일은 아니지만 의학적으로는 설명할 수 없는 방법으로 암이 완치되는 사례도 종종 있다. 아무것도 하지 말고 기적만을 바라라는 뜻이 아니다. 마지막 한 가닥 희망의 끈도 놓지 말라는 의미에서 하는 말이다. 희망의 끈을 놓으면 기적도 없다.

결론적으로 암 환자가 '긍정적인 생각을 하느냐?' 아니면 '부정적인 생각을 하느냐?' 하는 것은 암을 치유함에 있어서 매우 큰 영향을 준다. 암 극복을 위해서는 의사로부터 죽는다는 말을 들었다고 해도 죽음에 대한 두려움 등 부정적인 것을 떨쳐버리고 긍정적인 것만 바라보아야 한다.

# 2 세포에 산소를 충분하게 공급하는 방법

■ 암은 만성적인 산소결핍으로 인해 발생한 것이므로 산소결핍을 해결하는 것만이 유일한 치유 방법이다. 두려움 · 스트레스 · 미움 · 원한 같은 것이 산소와 무슨 연관이 있느냐고 반론할 수 있겠으나, 그러한 것들은 산소결핍에 직접 영향을 주는 요소이다.

산소결핍을 해소하는 방법은 산소를 충분히 공급하는 환경과 생활 습관, 그리고 산소를 잘 전달할 수 있는 인체구조 및 산소흡수가 잘 되는 세포를 만드는 것이다.

산소결핍을 해결하는 세부 요소들은 수백 수천 가지에 이를 만큼 많으므로 사실상 그 많은 요소를 모두 바꾸는 것은 불가능하다. 하지만 모두 바꾸지 않더라도 바꾸는 만큼의 산소 공급 효과를 볼 수 있으니 종합적으로 알고 대처해야 한다. 스스로 실천할 방법 중에서 쉽게 바꿀 수 있는 것은 최대한 바꾸고 그 외의 요소들은 자신의 상황과 형편에 맞는 범위 내에서 실천하면 된다.

그렇다면 구체적으로 어떻게 하는 것이 좋을까?

◼ 외부로부터 많은 산소를 공급하라.

\*\* 맑은 공기를 마신다.

인체에 산소를 공급하는 가장 쉬운 방법은 산소 농도가 높고 오염되지 않은 환경에서 생활하는 것이다. 시골은 단순히 산소 농도만 높은 것이 아니라 일산화탄소나 이산화탄소와 같은 공기 오염 물질이 적기 때문에 호흡 방법에 상관없이 많은 산소를 공급받을 수 있는 환경이므로 암 치유에 큰 도움이 된다.

그리고 대자연 속에서 마음의 안정을 통한 치유 효과까지 얻을 수 있으므로 체력이 받쳐준다면 시골집에서 가까운 뒷산으로 자주 산책하는 것이 좋다. 맑은 공기를 마시면서 몸에 해로운 일을 하지 않는 한 건강은 점점 좋아질 수밖에 없다.

\*\* 자주 환기하라.

WHO에서는 실내의 오염물질이 실외 오염물질보다 폐에 전달될 확률이 1,000배나 높다고 밝힌 바 있다. 숲의 $CO_2$ 농도는 370ppm 내외로 도심의 이산화탄소 농도 425ppm보다 55ppm가량 낮다.

환기를 자주 하지 않는 가정의 실내 $CO_2$ 농도는 약 1,000ppm이다. 그런데 실내에서 창문을 닫은 채 생활하면 이산화탄소 농도가 1시간 만에 3,000ppm으로 급격히 올라가고 여덟 시간이 지나면 이산화탄소 농도가 5,000ppm을 넘어선다. 실내 이산화탄소 농도가 1,000ppm 이상이면 건강에 해로우므로 반드시 환기해야 한다. 게다가 가스레인지와 같은 주방기기에서 발생하는 일산화탄소는 인체에 매우 해롭다. 또한, 각종 전열 기기에서 나오는 전자파 및 난연재의 환경호르몬, 섬유 제품의 미세먼지 등에 의해서도 실내 오염이 심해진다. 실내온도 유지에 큰 불편이 없는 한 환기를 자주 해야 하고 추운 겨울이라도 시시때때로 환기하면 일산화탄소 및 이산화탄소 등의 오염 물질로 인한 피해를 줄일 수 있다. 또한, 찜질방에서의 산소 농도는 10분 만에 18.6%로 대기보다 1.9%나 낮아지므로 암 환자가 밀폐된 찜질방에서 찜질하는 것은 특별히 조심해야 한다.

차 안에서 창문을 닫은 채 운전하면 500ppm이었던 이산화탄소 농도가 1시간 후에는 5,000ppm까지 상승하고 산소가 점점 부족해지므로 암 환자에게는 치명적인 영향을 준다. 그러므로 운전 중에는 항상 창문을 조금 열어 놓거나 10분에 한 번 정도 환기를 하는 것이 좋다.

**✻✻ 심호흡(복식호흡)을 습관화하라.**

어린아이들은 숨을 쉴 때 복식호흡을 하므로 배가 볼록거린다. 성인들은 그와 반대로 아주 가볍게 흉식호흡을 하는데 복식호흡을 하느냐 흉식호흡을 하느냐에 따라 마시는 공기(산소)의 양이 크게 달라진다. 많은 양의 공기가 몸으로 들어오면 많은 양의 산소를 공급 받을 뿐만 아니라 흡입한 공기가 몸 밖으로 빠져나갈 때 이산화탄소와 일산화탄소가 함께 배출되고 활성산소도 줄어든다.

복식호흡은 호흡을 통해 복부를 팽창시켜서 뱃속까지 공기를 들이마시고 내보낼 때는 천천히 내 뿜는 호흡법이다. 공기를 들이마실 때는 들어오는 공기 중의 세균 등을 코의 점막이 걸러내므로 가능하면 코로만 호흡하는 것이 좋다. 숨을 들이쉴 때 하나, 둘, 셋 하면서 코로 들이마시고 내보낼 때는 코와 입을 함께 사용해도 되며 하나, 둘, 셋을 천천히 세면서 내뿜으면 더욱 많은 양의 오염물질을 몸 밖으로 내보낼 수 있다. 복식호흡을 의식적으로 반복하면 습관이 되어 자연스럽게 할 수 있다. MBN에서 복식호흡을 30분 만 해도 체내 활성산소가 평균 30%나 감소된다는 사실을 실험으로 밝힌 바 있다.

** 가벼운 운동을 하루 서너 차례 나누어 하라.

움직이지 않으면 몸에서 더욱 많은 활성산소와 혈전이 발생하므로 암 환자는 오랫동안 앉아 있거나 누워 있으면 안 된다. 항공기 승객들이 이코노미 증후군을 겪는 이유도 좁은 공간에서 장시간 몸을 움직이지 않으므로 심장에 산소가 공급되지 못하기 때문이다.

움직이면 눕거나 앉아 있을 때보다 호흡량이 증가하여 체내 노폐물을 충분히 배출할 수 있다. 다만, 암 환자는 체력이 약해서 한 번에 많은 양의 운동을 할 수 없으므로 조금씩 나누어서라도 충분한 양의 운동을 해야 한다. 모 방송에 출연한 40대 여성은 건강이 매우 좋지 않았지만 매일 서너 시간씩 공차기 운동으로 건강을 회복하였다. 운동을 통해 산소가 충분히 공급되고 근육의 뭉침 현상이 해결되어 혈류가 좋아진 결과다.

**\*\* 장시간 집중하지 마라.**

집중하는 순간에는 뇌세포에서 많은 에너지 대사를 해야 하므로 그에 비례하여 많은 산소를 사용한다. 또 고도로 집중할 때에는 호흡 자체를 잊어버릴 수 있다. 사격이나 양궁 경기 시 조준하는 동안 자연히 숨을 멈추는 것도 고도로 집중하기 때문이다. 이처럼 집중하는 순간에는 호흡량이 크게 줄어 체내 산소 부족현상이 극심해지지만, 집중하다 보면 자신이 숨을 멈추고 있다는 사실을 인지하지 못한다. 따라서 산소부족으로 암이 발병하기 쉬운 조건이 된다. 자신의 업무가 고도의 집중력을 요구하는 일이라면 최소 30분에 한 번쯤은 하던 일을 멈추고 움직이거나 심호흡을 해야 하며 피치 못할 상황이라면 산소발생기를 사용하는 것도 고려해야 한다.

◼ **산소 흡입구를 열어라.**

외부로부터 산소가 공급되는 것을 방해하는 제1순위는 바로 공기 흡입 통로다. 흡입통로가 작으면 아무리 심호흡을 하려고 해도 많은 양의 공기를 흡입할 수 없다. 공기 흡입 통로는 바로 콧구멍이다. 누구나 자신의 신체에 맞는 코를 가지고 태어난다. 문제는 후천적으로 콧구멍이 작아진 경우다. 큰(정상적인) 콧구멍을 가지고 태어난 사람이라도 콧구멍이 막혔거나 좁아지면 산소공급이 어려워진다.

그렇다면 콧구멍이 작아지는 이유는 무엇일까? 그것은 바로 비염 때문이다. 비염은 침입한 세균과 백혈구가 싸우는 과정에서 염증으로 인해 코점막이 붓고 비대해져 숨길마저 좁아진다. 좁아진 콧구멍으로는 산소를 충분히 공급받을 수 없으므로 입을 벌리게 된다. 섬모가 없는 구강 점막은 미세먼지나 바이러스와 세균에 직접 노출된다. 결국, 인두가 부어오르고 가래가 목구멍에 달라붙어서 기도는 더욱 좁아진다. 이로 인하여 코골이와 함께 수면 무호흡증까지 겪게 되는데 심하면 콧구멍이 거의 막힐 수도 있다. 만약 한쪽 콧구멍이 완전히 막히면 외부로부터 유입되는 산소량이 대폭 줄어든다.

콧구멍 한쪽씩을 막고 숨을 쉬어보라. 양쪽 모두 숨쉬기가 어렵지 않고 비슷하다면 문제가 없겠지만, 한쪽만으로 숨쉬기가 불편하였다면 정상이 아니다. 비염으로 인해 콧구멍이 좁아진 상태가 장기간 지속되면 산소 공급량이 감소하며 혈구들이 부족한 산소를 나눠 가지려고 달라붙어서 결국 혈액순환 장애로 암이 증식한다.

외부 산소 농도가 1~2%만 낮아(강원도 산속 22%, 서울 20.5%)도 암에 큰 영향을 미치는데, 하루 잠자는 8시간 동안 산소 흡입량이 정상 상태의 절반이거나 무호흡 상태라면 암에 매우 치명적인 영향을 준다. 수면 시간을 하루 7~8시간으로 가정한다면 비염으로 인해 하루 중 산소 공급량이 크게 줄어든다. 실제 필자의 주장을 뒷받침하는 연구결과가 있다.

미국 위스콘신 의과대학 하비에르 니에토 박사는 해당 대학의 '수면집단 연구'에 참가한 1,500명을 대상으로 22년간 조사한 결과, 수면 무호흡증에 따른 산소 결핍이 암 사망 위험을 최고 5배까지 높일 수 있다. 수면 중 호흡이 끊기는 빈도가 시간당 5~14회 10%, 15~29회 100%, 30회 이상은 480%나 암 사망률이 증가한 것으로 나타났다. (The Thoracic Society International Conference)고 밝혔다.

니에토 박사는 "수면 무호흡증은 산소 결핍을 불러오고, 이는 다시 부족한 산소를 보충하기 위한 신생 혈관 생성으로 이어져 암세포 확산을 촉진한다."고 밝혔다.

하지만 그 분석은 바른 분석이 아니다. 수면 무호흡증이 암을 유발하는 것은 맞지만 '신생 혈관이 생성되므로 암이 확산한다.'는 분석은 암을 이해하지 못한 데서 나온 분석오류다. 이유는 아주 단순하다. 수면 무호흡 상태가 지속하면 만성적인 산소결핍이 되어 암이 발생한다. 신생 혈관 생성과 암 발생은 무관하다. 신생 혈관이 생성되는 이유는 오히려 암이 되지 않으려고 산소를 충분히 공급받기 위한 인체의 자구책일 뿐 신생 혈관으로 인해 암이 유발되는 것은 결코 아니다.

비염으로 좁아진 기도(氣道)는 수술을 고려해야 하겠지만, 수술을 하더라도 100% 재발한다. 게다가 수술은 건강 상태가 양호할 때 가능한 방법이므로 암 환자에게 있어서 수술로 인한 스트레스, 수술 과정에서의 출혈로 인한 혈류 장애, 그리고 약으로 인한 활성산소의 발생 등은 암을 더욱 악화시킨다는 점을 반드시 고려해야 한다. 암 환자에게 비염이 있다면 자연요법을 통해 치유하는 것이 바람직하다.

### ❖ 비염 치료와 치유

한의학에서는 비염을 치료하기 위해 콧속의 점막 부위를 사혈하여 염증 물질을 배출시키기도 한다. 이러한 방법은 완치는 아니지만 산소 공급에는 큰 도움이 된다. 비염 치료를 위한 민간요법으로는 유근피를 매일 달여 먹거나 유근피 달인 물에 양질의 소금을 섞어 코로 넣어서 입으로 뱉게 하는 방법도 효과가 있다. 더 간단한 방법은 생리식염수로 코를 씻어내는 것이다. 이 방법은 대개 몇 회만 사용해도 효과를 볼 수 있다.

하지만 비염을 본질적으로 치유하기 위해서는 원인치유를 해야 한다. 비염은 코점막에서 세균이 증식하고 있다는 것을 의미한다. 세균이 증식하는 본질적인 이유는 면역력이 약해진 것이 원인이므로 면역력을 높여야 한다. (면역력을 향상하는 방법은 '암, 산소에 답이 있다' 책에 상세히 언급되어 있으니 참고 바란다)

그러나 아무리 강력한 면역력을 갖고 있어도 세균으로부터 끊임없는 공격을 받으면 그 싸움 과정에서 발생하는 활성산소로 인해 면역력이 떨어져 비염이 발생한다. 그렇다면 코점막이 세균에 노출되는 이유는 무엇일까? 대표적으로 콧속을 손으로 후비기 때문이다. 손은 각종 오염물질에 노출되어 많은 세균이 득실거린다. 코를 후비는 과정에서 바이러스 침투로 콧구멍이 좁아지므로 산소결핍을 일으켜 암이 유발된다. 즉, 면역력 향상과 코 후비는 습관을 없애면 비염을 자연 치유하는데 도움이 된다.

영국 런던의과대학 연구팀에서 학생들의 생활습관을 관찰한 바 "적게는 한 시간에 6번에서 23번까지 코를 후비거나 만졌다."고 한다. 이 내용은 영국의학저널에 발표된 내용이다. 국제 암 연구소에서 180개국을 대상으로 암과 세균 바이러스와의 상관관계를 조사한 바 암 환자 6명 중 1명은 세균 바이러스가 원인이었다고 밝혔다. (2012년 5월 12일 SBS 뉴스) 이 또한 필자의 주장을 뒷받침 한다.

### ▣ 산소의 길을 열어라.

산소 흡입구가 정상화되더라도 각 장기와 세포에 산소가 전달되기 위해서는 혈관의 막힘이나 좁아짐이 없어야 한다. 그중 대표적인 혈관은 동맥과 정맥으로, 동맥은 공급하는 길이고 정맥은 나가는 길이다.

혈관을 고속도로에 비유해서 설명하면, 동맥과 정맥은 혈관의 고속도로인 셈이고 모세혈관은 지방도로라고 보면 된다. 고속도로에서 도로 공사를 하거나 마을 도로가 주차로 인해 좁아지면 교통의 흐름이 나빠진다.

그렇다면 동맥과 정맥이 좁아지거나 막히는 이유는 무엇일까? 그것은 바로 혈전과 동맥경화로 인해 혈관이 막히거나 유연성이 떨어졌기 때문이다. 그리고 동맥이나 정맥보다 모세혈관이 막히는 경우가 훨씬 많다. 모세혈관은 굵기가 매우 가늘어서 쉽게 막힌다.

혈관이 막히는 이유는 주로 설탕, 포화지방, 과식 및 운동부족이나 당뇨로 인해 영향을 받는다. 따라서 항산화식품이나 지방을 분해하는 식품을 충분히 섭취하면 혈관의 막힘을 해결할 수 있다.

항산화식품이라면 마늘·양파·파·각종 채소·과일·인삼 등을 말하는데 이러한 식품은 콜레스테롤과 중성지방 및 혈전을 제거해 줌으로써 산소 통로를 열어준다.

◼ 세포의 문을 열어 주어라.

외부로부터 많은 산소를 흡입하더라도 최종적으로 세포에서 산소를 받아들이지 못한다면 정상적인 에너지 대사를 할 수 없으므로 암이 발생한다. 따라서 산소를 제대로 흡수할 수 있는 세포로 바꿔 주어야 한다. 세포막의 구조는 한쪽은 포화 상태이고 다른 한쪽은 불포화 상태로 되어 있다. 불포화 상태의 막은 산소 흡수가 쉽지만, 포화 상태의 막은 산소 흡수가 어렵다. 그런데 만약 불포화되어야 할 세포막이 포화상태이면 세포가 산소를 흡수할 수 없으므로 암이 발생할 수 있다.

세포막의 불포화도를 높이기 위해서는 포화지방과 트랜스지방을 줄여야 한다. 포화지방을 섭취할 경우 마늘이나 양파·파·버섯·인삼·해조류·제철 과일·된장 등 지방분해 효소가 들어 있는 식품과 함께 섭취하면 세포의 포화를 해소할 수 있다. 불포화지방산(필수지방산:EFA)을 섭취하면 세포막을 불포화시켜 산소 흡수가 용이해진다. 따라서 해바라기씨·아마씨·호박씨 혹은 들기름·올리브유와 같은 불포화지방을 섭취해도 세포의 불포화 효과를 얻을 수 있다.

### ■ 구조적 환경을 모두 바꾸라.

외부 산소공급 환경 자체를 바꾸면 자연스럽게 더 많은 산소를 계속 공급받을 수 있으므로 가능한 한 모두 바꾸는 것이 좋다. 난방에 큰 영향이 없다면 창문을 일정 부분 열어 놓으라. 시골에 가서 살거나 도심이라도 숲이 가까이 있는 곳으로 집을 옮기는 것도 좋은 방법이다. 그리고 산소결핍의 2차 요인인 코팅 프라이팬, 플라스틱 용기, 가스레인지 등을 사용하지 않는 것이 좋다. 전자파가 많이 나오는 전열기구의 사용도 줄여야 한다. 또한, 알칼리 이온수를 마시면 지방세포의 산화를 방지하며 산소를 더 많이 공급받을 수 있다.

◨ 생활환경을 바꾸라.

금연과 금주는 필수이고 오랜 시간 실내에 머무는 생활을 지양해야 한다. 실내는 인체에서 나오는 이산화탄소, 주방기기 사용으로 인한 일산화탄소, 이불과 옷 등에서 떨어지는 섬유 미세먼지, 각종 전열기구에서 나오는 환경호르몬 등에 노출되어 있다. 그러므로 실내 환기는 필수이며 공기가 맑은 곳에서 자신의 체력에 맞는 가벼운 운동이나 산책을 하는 것이 바람직하다. 같은 자세를 오랫동안 유지하지 말고 수시로 자세를 바꾸고 자주 움직이는 것 또한 혈액순환에 도움이 된다.

미국암협회는 "암 환자를 대상으로 14년 동안 성인 남녀 약 12만 명을 대상으로 '하루에 앉아있는 시간과 사망률'을 분석한바 하루 6시간 이상 앉아 있는 사람이 세 시간 앉아 있는 사람보다 빨리 사망한다."고 밝혔다. 호주 연구진의 연구결과에 따르면 "오래 앉아 있으면 체내 염증이 증가하므로 심장 질환에 많이 걸린다."고 발표했다.

그 이유는 무엇일까? 움직이지 않으면 산소 흡입량이 줄어들고 그로 인해 혈구들이 들러붙어 순환을 방해한다. 결과적으로 산소공급량 감소라는 악순환이 반복되면서 건강에 적신호가 나타난다. 만약 암 환자로서 앉아서 일하는 직업을 가진 사람이라면 의식적으로 자주 움직이는 것이 바람직하다.

# 3 암 환자의 운동법

■ 현대 의학은 암의 원인 중 90%가 활성산소로 인해 발생한다고 밝혔다. 물론 90%라는 정확한 산출 근거는 없다. 암의 원인을 모르는 상황에서 '어떤 요소가 암의 원인에 얼마나 영향을 주는지'에 대한 정량적인 판단을 하는 것은 불가능하다. 다만 활성산소가 암에 큰 영향을 주고 있다는 사실이 임상적으로 밝혀졌고, 암의 원인에 대한 기전으로 보아도 활성산소가 암에 큰 영향을 미치는 것은 분명하다.

그렇다면 활성산소가 발생하는 이유는 무엇일까? 의학계는 산소가 많은 것이 원인이라고 해석하기도 하는데 사실은 그와 반대로 산소가 부족하기 때문이다.

KBS의 실험결과 창문을 열고 자면 활성산소는 346에서 314로 크게 낮아진다. 또한, 30분간의 심호흡만으로도 활성산소가 30%나 감소한다.

운동을 하면 체내 활성산소의 양이 줄어든다. KBS가 전문기관에 의뢰하여 30대 남성에게 1주일간 운동과 식단을 바꾸어 생활하게 한 뒤 건강상태의 변화를 측정한바 혈중 활성산소의 양이 281에서 223으로 58이나 감소했다. 운동 후 활성산소가 줄어드는 이유는 운동을 통해 산소를 충분히 공급했기 때문이다. 운동 중에는 약 5배 이상의 공기를 마시는 동시에 일산화탄소, 이산화탄소 등 체내 오염물질이 배출된다.

캐나다 토론토대의 로이 세퍼드 교수의 실험에 의하면, '운동 직후에 NK세포수와 활동지수 모두 증가하는 것으로 나타났다.'고 밝혔으며 미국 하버드대 의료진도 '2,000여 명의 유방암 환자를 대상으로 운동 여부에 따른 면역력 변화를 조사한 결과 하루 한 시간 운동할 경우 25%, 세 시간 이상 운동하면 200% 가까이 면역력이 높아졌다.'고 밝혔다. 영국 암학회지도 주 2회 이상 운동할 경우 암에 걸릴 확률이 24% 낮아지는 것으로 밝혔다.

그러나 과격한 운동은 오히려 활성산소를 유발한다. 대사에 필요한 충분한 산소를 공급하지 못하기 때문이다. 이를 증명하는 실험결과가 있는데, KBS가 축구선수 3명에게 45분간 운동장에서 뛰게 한 후 측정한 결과 활성산소의 양이 정상범위를 크게 웃돌았다. 그리고 그 후 72시간 정도 지나야 활성산소 수치가 원래의 상태로 회복되었다.

이상에서 본 것처럼 자신의 체력에 맞지 않게 지나친 운동을 하면 일시적으로 활성산소 증가 및 산소결핍으로 인해 암 예방과 치료에 부정적인 영향을 준다. 따라서 암 환자는 산소결핍이 나타나지 않을 정도의 적절한 운동을 해야 한다. 암 환자에게 있어서 더 본질적인 문제는 당장 충분한 운동을 할 수 있는 체력이 안 된다는 것이다. 따라서 산소결핍 현상이 발생하지 않는 범위에서 운동하는 것이 바람직하다.

암 환자는 전반적으로 산소 전달이 잘 안 되는 인체구조로 되어 있다. 산소를 잘 전달하지 못하는 상태에서는 외부로부터 많은 산소가 유입되어도 세포에 잘 전달할 수 없다. 그런 상황에서 운동으로 산소를 지나치게 많이 소비하면 오히려 산소 고갈 상태가 될 수 있으므로 과격한 운동을 피해야 한다.

우리 몸은 자신에게 필요한 만큼 폐활량이나 근력이 변한다. 해녀들이 2분 이상 3분 가까이 물속에서 호흡을 참는 능력은 참으로 놀랍다. 반복된 훈련으로 폐활량이 증가했기 때문에 가능한 일이다.

운동선수들의 체력은 하루아침에 좋아진 것이 아니고 점진적으로 향상된 것이다. 역도나 보디빌딩 등 근육 운동을 하는 사람들은 순간적으로 많은 산소를 공급해야 하므로 유난히도 혈관이 굵다. 팔근육을 많이 쓰는 사람은 팔의 혈관이 굵고, 다리 근육을 많이 쓰는 사람은 다리의 혈관이 많이 굵어져 있다. 그 이유는 운동하는 동안에 많은 산소가 필요하므로 인체는 그에 적응하기 위해서 혈관이 굵게 바뀌는 것이다. 만약 운동도 하지 않고 집안에서 먹고, 눕고, 자는 사람이라면 몸 자체도 그러한 환경에 적응하여 근육이 발달하지 않고 혈관도 전체적으로 좁아진다. 반면 매일 산에 오르는 사람들은 예닐곱 시간 산행을 해도 전혀 지치지 않는다. 1년 365일 거의 매일 험한 산으로 약초 산행을 하는 사람도 있는데 지속적인 훈련으로 가능하게 된 것이다. 적도 지역 사람들은 혈액의 적혈구 용적률이 높다. 그 이유는, 다른 지역보다 산소 농도가 낮아서 신체가 그와 같은 환경에서 생존할 수 있는 구조로 바뀐 것이다.

암 환자들은 구체적으로 어떻게 운동을 하는 것이 좋을까?

✽✽ 숨이 차지 않는 범위 내에서 운동하라.

산소가 부족한 상태에서 숨이 찰 정도로 운동하면 그 순간 암세포는 산소가 더 부족해져 빨리 증식할 수 있다. 따라서 정상인보다는 낮은 강도의 운동을 해야 한다. 일반적으로 입을 벌리지 않고 코로 숨을 쉬는 것만으로도 충분한 정도의 운동이면 무난하다.

✽✽ 산소 농도가 높은 곳에서 운동하라.

대기 중 산소 농도가 21%인 점을 고려하면 산소 농도가 단 1%만 높아도 산소의 절대량이 5% 많아진다. 따라서 산소 농도가 높은 곳에서 운동하면 산소를 많이 사용하더라도 같은 맥박수와 혈압으로 더 많은 산소를 공급할 수 있으므로 산소 부족 현상을 해소할 수 있다.

**✱✱ 공기가 맑은 곳에서 운동하라.**

산소 농도가 높다는 것과 공기가 맑다는 것은 전혀 다르다. 산소 농도는 단순히 대기 중의 산소 농도를 말하지만, 공기가 맑다는 것은 일산화탄소와 이산화탄소 등 체내에서 산소를 빼앗는 요소가 대기 중에 얼마나 많은가를 포함하는 의미이다.

일산화탄소가 헤모글로빈과 결합하려는 능력이 산소보다 210배나 강하기 때문에 같은 산소 농도라고 해도 일산화탄소의 농도가 높으면 충분한 산소를 운반할 수 없게 된다. 그러므로 공기가 맑은 숲 속이나 야외에서 운동하면 인체는 더 많은 산소를 공급받을 수 있다.

**✱✱ 한꺼번에 하지 말고 조금씩 나누어 자주하라.**

인체는 순간마다 적정량의 산소가 공급되어야 한다. 암 환자는 산소 CAPA(인체가 한 번의 호흡으로 받아들일 수 있는 산소의 양)가 적기 때문에 산소가 조금만 적게 공급되어도 답답함을 느끼고 민감하게 반응한다. 그러므로 운동 강도는 낮게 하고 자주 움직여서 산소결핍 상태가 지속하지 않도록 해야 한다. 헬스클럽 같은 곳에서 몇 시간씩 강도 높은 운동을 하는 것보다는 숲 속을 산책하듯 걷는 것이 좋다.

** 점진적으로 운동량을 늘려라.

암 환자는 체내 산소전달 능력이 부족하므로 운동 능력을 키우는 기간을 절대 서둘러서는 안 된다. 폐와 심장의 건강 상태 등에 따라 달라지겠지만, 적어도 그 기간을 6개월 혹은 1년 이상에 걸쳐 서서히 늘려나가야 한다. 위중한 암을 극복한 사람 중에는 힘이 없어서 몇십 미터도 걷지도 못하던 사람들이 적지 않다. 그들은 다리를 질질 끌며 지팡이를 짚고서 조금씩 운동량을 늘려나갔다.

** 집 안에서도 자주 움직여라.

움직이지 않으면 산소를 충분히 공급받지 못할 뿐만 아니라, 체내 활성산소와 일산화탄소 및 이산화탄소를 충분히 배출할 수 없다. 사정상 야외 활동이 어려우면 집 안에서라도 가능한 한 자주 움직여야 한다. 걷거나 가벼운 체조, 스트레칭 등을 할 수 없다면 여러 가지 일을 만들어서라도 자주 움직여야 한다.

# 4
# 암 환자의 체온 높이기

■ 우리 몸은 36.5℃에서 정상 혈류를 유지할 수 있고 면역력이 높아지는 등 최상의 건강 상태를 유지한다. 체온이 떨어지면 혈류가 나빠져 세포에 산소가 제대로 공급되지 않는다.

체온이 35℃ 내외로 내려가면 암 증식이 쉬운 구조가 되고 체온이 30℃ 이하로 내려가면 뇌세포에 공급되는 산소의 양이 많이 줄어서 의식불명 상태가 되며 27℃ 이하까지 내려가면 신체활동이 정지된다.

암을 냉병이라고 말하기도 하는데, 몸이 냉하면 순환장애로 산소가 잘 공급되지 않는다. 그러므로 충분한 산소를 공급받기 위해서는 환부는 물론 몸 전체의 온도를 높여서 순환장애를 개선해야 한다. 혈액순환이 개선되면 많은 산소를 공급할 수 있으므로 암의 발병을 막을 수 있다.

체온을 높이는 방법에 대하여 알아보자.

**\*\*** 외부 온도가 높은 곳에서 생활한다.

외부 온도가 낮은 곳에 노출되면 체온이 떨어져 혈관이 급속하게 좁아진다. 따라서 혈류 감소로 세포에 산소 공급량이 줄어들어 암이 발병한다.

반면 외부 기온이 높으면 체온이 올라가면서 혈관이 열리고 혈액순환이 원활하게 되어 암 증식을 막을 수 있는 인체 환경으로 바뀐다. 특히 추운 날씨에 외출할 때 체온유지에 신경써야 하며 여름철에도 지나치게 차가운 공기에 노출되지 않도록 해야 한다.

또한, 잠을 잘 때는 체온이 낮아질 가능성이 크므로 보온을 해주는 것이 좋다.


**\*\*** 피부 호흡에도 관심을 가져라.

체온을 유지하려고 두꺼운 옷이나 몸에 딱 붙는 옷 혹은 지나치게 많은 옷을 입으면 공기가 통하지 않으므로 피부가 호흡할 수 없다. 인체는 피부를 통해서도 호흡을 하므로 보온과 통기성이 좋은 옷을 입는 것이 좋다. 겨울에는 실내 온도를 조금 높여서 가벼운 옷을 입는 것만으로도 추위를 느끼지 않도록 해야 한다.

또한, 잠잘 때는 파자마와 같이 편한 옷이 좋으며 가볍고 따뜻하되 공기가 잘 통하는 이불을 덮는 것이 좋다.

**\*\*** 배를 따뜻하게 해 준다.

복부가 냉하면 장기들도 냉한 상태가 되기 쉬우며, 복부 및 장기의 혈액 순환 장애로 장기의 기능이 떨어진다. 복부가 냉한 이유는 운동량이나 비만과도 관계가 있지만, 평소 찬 공기에 복부가 자주 노출되면 추위를 견디기 위해 많은 지방을 축적하는 것이다.

겨울잠을 자는 동물은 복부가 두툼한 지방으로 둘러 쌓여있다. 여름에는 그와 반대로 지방이 적다. 에스키모인이나 추운 지방에 사는 사람의 몸에 지방이 많은 이유도 추위를 견디기 위한 생존 전략이다. 곰이나 야생동물이 동면하기 전에 많은 양의 먹이 활동을 하는 것은 영양을 축적하는 의미도 있지만, 몸속에 많은 지방을 축적하여 추위를 견디기 위함이다.

복부를 따뜻하게 해주는 것만으로도 자연스럽게 복부지방을 줄일 수 있으며 지속해서 복부의 체온을 높이면 몸 전체의 혈액순환이 개선된다. 복부가 냉하면 소화 및 흡수기능이 떨어진다. 소화력이 떨어진 암 환자는 반드시 복부를 따뜻하게 관리해 주어야 한다.

**\*\*** 반신욕을 통해 체온을 높인다.

몸을 따뜻하고 순환이 잘되게 하는 방법으로 반신욕이 있다. 반신욕은 배꼽 이하의 하체를 40℃ 내외의 따뜻한 물에 담가서 하체부터 서서히 체온을 올리는 방법이다. 하체부터 체온이 높아지면 따뜻한 혈액이 위로 올라가므로 혈액순환이 잘되며, 상체는 공기에 노출된 상태이므로 피부로 호흡하면서 체온을 높일 수 있다.

**✱✱ 찜질방 이용은 주의하라.**

찜질방은 차가운 공기 유입을 차단하는 시설로 되어 있으므로 산소 농도가 낮을 가능성이 크다. 따라서 산소나 신선한 공기를 유입하는지 반드시 확인해야 하며 답답하다고 느낀다면 즉시 멈추고 밖으로 나와야 한다. 특히 좁은 공간에서 땀을 내기 위해 만든 온열 찜질방은 산소 농도가 매우 낮으므로 피하는 것이 좋다. 온열 찜질방에서 잠들었다가 사망하는 이유도 바로 산소 부족 때문이다. 가능하면 환기 시설이 되어 있는 찜질방이 좋다.

**✱✱ 찜질팩을 이용하라.**

찜질팩을 이용하여 환부에 열이 날 때까지 30분 이상 지속하면 암을 극복하는 데 큰 효과를 볼 수 있다. 배에 두꺼운 수건을 덮고 50~60℃도 정도로 데운 팩을 올려두면 복부가 따뜻해진다. 일정 시간이 지나면 환부에 열이 나기 시작하는데 그것은 곧 면역력이 활성화되었기 때문이며 암세포의 증식을 막을 수 있다.

**\*\*** 운동을 통해 체온을 높인다.

앞에서의 방법들이 외부의 물리적 힘을 통해 체온을 높이는 것이었다면 운동은 인체의 내부에서 체온을 상승시키는 방법이다. 또한, 운동하면 체온이 올라가고 면역력도 강해지면서 땀을 통해 노폐물이 배출된다. 게다가 몸을 많이 움직여서 더 많은 산소를 공급받을 수 있다는 점에서는 1거 3득인 셈이다. 이것이 바로 등산과 운동이 암을 예방하는 데 좋은 효과가 나타나는 이유다.

## 제4부

원리에 입각한 새로운
암 정보

암은 단순 주장만으로는 본질에 접근할 수 없다.
암이 왜 발병하고 어떤 과정을 통해 치료되는지
그 메커니즘이 있어야 한다.
암 조기 발견은 현실적으로는 결국 불행한 결과를 초래한다.

# 1
## 기전이 있어야 한다

■ 암 자연 치유 사례자로, 종합편성 채널 A '논리로 풀다'에 소개된 바 있는 O선길(72세) 씨와 O환복(68세) 씨, 그리고 O영우(45세) 씨가 스페셜 편에 1년여 만에 다시 출연했다.

O선길 씨는 암이 치유된 상태였고, 약초 먹기와 운동을 열심히 하여 더욱 건강한 모습이다. 자신을 치유한 방법들을 정리하여 다른 암 환자들에게 희망을 주고 싶다는 그는 "항암제를 받았지만, 너무 고통스러워서 결국은 항암제를 거부하고 자연 치유로 암을 치료했다."고 밝혔다. 그러나 의사들은 "항암 등 받을 건 다 받았기 때문에 병원 치료로 나은 것"이라며 자연 치유 효과에 대하여 인정하지 않았다.

O환복 씨는 항암을 거부하고 강원도 산속으로 들어갔다. 그곳에서 7년간 나무 수액 등을 먹고 자연 치유를 실천했다. 현재는 폐암이 많이 줄어든 상태인데 아주 건강한 모습으로 생활하고 있다.

같은 방송에 출연한 바 있던 폐암 환자였던 O영우(45세) 씨는 숲 속에서 생활한 후, 암이 나아서 회사로 복귀했다. 하지만 1년여 만에 암이 재발하여 다시 항암치료 중이라고 한다.

같은 방법으로 자연 치유를 했는데 서로 다른 결과가 나타난 것을 두고 국립암센터의 암 전문의는 방송에서 "대안 요법으로는 암을 정복할 수 없다, 암은 완치할 수 없는 병이다, 그래서 평생 치료하면서 살아야 할 만성병이다, 다만 조기에 발견하면 완치할 수 있다, 대체요법에 흔들리지 말고 병원 치료를 잘 받고 가능하면 조기 발견하라."고 말했다. 같은 자연요법을 시행했지만 어떤 환자는 암이 완치되었고 다른 환자는 암이 재발한 것에 대하여 "왜 다른 결과가 나타나는지?"에 대한 설명보다는 의사의 입장에서 해석한 것이다. 그 이유는 환자들의 처방이 암에 어떤 영향을 주어서 치유되었는지 혹은 혹은 재발하였는지 기전을 모르기 때문이다.

98년 폐암 이후 방광암과 간암이 재발하여 수술받고 건강을 되찾은 한OO 전 서울대 병원장은 "두 가지 약을 써서 암이 나았다."고 말했다. 그런데 그에게 처방했던 약을 썼던 다른 환자들은 모두 죽었다고 말한다. 그는 두 가지 약이 무엇인지 밝히지 않았으며 자신의 암이 치료된 이유도 알 수 없다고 말했다. 그는 "비방이나 특효약, 건강 보조식품이나 대체요법을 믿지 마라, 백해무익하다."고 한다. 그는 두 개의 암을 치료했고 치료된 기전이 분명히 있다. 그런데 그는 자신이 무엇으로 치료되었는지 밝히지 않고 대체의학의 암 치료 효과를 전면 비판했다.

만약 그가 말한 대체의학 무용론이 설득력을 얻으려면 그의 암을 치료한 방법이 대체의학이 아닌 다른 어떤 방법인지를 밝히고 그 이유도 밝혀야 한다. 그에 더하여 대체의학이 백해무익함을 논리적으로 제시해야 한다. 그렇게 하는 것이 우리나라 최고의 대학병원장을 지낸 전문가로서 가져야 할 자세이다.

암이 치유되었다면 치유된 기전이 반드시 있다. 방송에 공개된 한OO 박사의 생활 모습을 통해 그의 암이 치유된 이유를 알 수 있다. 그의 식단은 항산화성분이 가득한 20여 가지의 각종 채소로 구성되어 있었으며, 게다가 냉장 보관하지 않은 각종 신선한 채소로 음식을 만들어 섭취하였다.

그리고 그는 누워서도 운동하고, 일어나서도 운동하는 등 일반인들은 잘하지도 않는 다양한 운동을 하면서 수시로 몸을 움직였다. 게다가 과거 병원장으로 재직 당시에는 스트레스가 많았겠지만, 은퇴 후 자연스럽게 스트레스도 줄어들었을 것이다. 그는 분명 암이 자연 치유되는 방향으로 생활을 바꾼 것이다.

질병이 치료되었음에도 불구하고 기전을 모르면 자신이 왜 치료되었는지 알지 못한다. 그리고 실효성 여부를 두고 항상 논란이 따르고 사적인 욕심으로 인해 사실과 다른 주장을 해도 그 진위를 가릴 수 없다. 결국, 대부분 사람은 주장하는 사람의 사회적 위치나 권위만 보고 그 말을 믿고 따른다. 결과가 좋지 않아도 그 피해는 믿고 따른 환자의 몫이다.

암을 극복했다는 한OO 박사는 같은 프로그램에 출연하여 "설탕을 줄일 필요가 없다, 설탕은 중요한 영양소다."라고 했다. 하지만 설탕은 면역력을 초토화하고 혈류를 방해하는 중성지방을 만들어 산소공급을 방해하는 결과를 초래한다. 그리고 설탕은 점도가 높아 암 조직의 혈관을 쉽게 통과하지 못한다. 최고의 전문가로서 "설탕이 영양소이므로 마음껏 먹으라."고 말하는 것은 이해할 수 없다.

기전을 밝히지 못하면 어떤 일이 벌어지는지 다른 시각에서 생각해 보자. 이름 없는 촌부가 암을 완치하는 묘책을 갖고 있다고 가정해 보자. 이때 "거짓말하지 마라, 일방적인 주장이다, 그 약초 때문에 치료되었다고 믿을 수 없다."라며 공격받을 때 그 기전을 밝히지 못하면 결국 인정받을 수 없게 되고 오히려 사기꾼 취급을 받는다.

앞에서 소개한 폐암이 재발한 O영우 씨의 경우도 산속 생활을 통해 건강 상태가 호전되었지만, 직장으로 복귀하여 과거처럼 공기가 탁한 도심에서 스트레스를 받으며 생활하여 암이 재발한 것이다. 그가 만약 암이 발생하는 이유(기전)를 알았더라면 암이 재발하는 생활로 되돌아가지 않았을 것이다.

이처럼 치료의 기전을 모르면 바른 방법을 선택하기 어렵고 치료된 사례가 있어도 인정받기 어렵다. 또 자신의 주장과 반대 주장을 하는 사람들이 반박하면 논쟁만 커진다. 그리고 암을 더 악화시키는 처방을 하면서도 바른 판단을 하지 못해 잘못된 치료를 계속하는 일이 만연하고 있다.

2014년 7월 7일 한 종편에서 한약의 항암효과를 두고 논란이 있었다. 한의사들이 항암치료 중 한약재의 항산화성분이 항암효과를 높인다고 말하자, 패널로 나온 암 전문의는 "항암제는 활성산소를 발생시켜 암세포를 죽인다. 그런데 항암치료 중에 한약을 섭취하면 한약의 항산화성분으로 인해 활성산소가 억제되어 암세포를 죽일 수 없다."며 항암치료 중에는 항산화성분을 먹지 말라고 말했다. 이 주장이 과연 옳은가?

의사들은 암의 원인 중 90%가 활성산소 때문이라고 밝힌 바 있다. 항암제를 사용하면 활성산소가 발생하여 정상세포가 암세포로 바뀐다는 사실을 간과한 것이다. 암세포를 죽이는 데 집착한 나머지 정상세포가 암세포로 바뀐다는 사실을 간과한 것이다.

패널 모두가 암의 원인과 치유의 기전을 모르므로 인해 벌어진 혼란스런 토론이었다.

정리하면, 암세포보다 수백 배 이상 큰 정상세포의 관점에서 볼 때 항암제는 활성산소를 만들어 정상세포에 암을 유발하고, 항산화성분이 많은 한약은 활성산소를 줄이므로 정상세포의 암세포화를 막는다는 얘기다. 그러므로 암을 극복하려면 항암제가 아닌 항산화성분을 섭취해야 한다.

많은 연구기관에서 특정 식품이나 처방에 대하여 "암을 치료하는 것으로 밝혀졌지만, 그 기전은 알 수 없다."고 덧붙이는 것을 볼 수 있는데, 기전을 말하지 못하는 이유는 바로 암의 원인을 알지 못해 특정 성분이 암의 원인과 어떻게 연관되어 있는지를 밝힐 수 없기 때문이다.

기전을 못 밝혔다고 해서 반드시 틀린 정보는 아니지만, 기전 없는 실험결과나 주장은 정보의 옳고 그름을 판단할 근거가 없어 위험하다는 얘기다.

기전이 없는 단순 경험, 역학 조사 결과, 주장 등은 완전한 정보가 아니다. 실험결과도 마찬가지다. 실험상 오류가 있을 수 있을 뿐만 아니라 이해관계인이 자신의 목적을 위해 왜곡하는 실험도 적지 않다. 따라서 의학정보는 실험이나 사례가 있다면 반드시 그 기전(논리적 전개 과정)이 있어야 한다.

# 2
# 암의 원인을 바로 알자

■ 문제를 해결하려면 그 원인을 알아야 바르게 처방할 수 있다. 즉, 암을 치료하려면 암의 원인이 무엇인지 알고 처방해야 한다는 뜻이다. 원인을 모르면 암의 증식을 가중시키는 처방을 할 수 있다. 암을 치료하는 의사는 암의 원인을 알아야 하며, 의사가 처방할 경우 환자는 그 설명을 들을 권리가 있다. 주저하지 말고 주치의에게 병의 원인이 무엇인지 물어보아야 한다.

암이란 무엇이고 그 원인은 무엇인지 필자의 분석 내용을 정리하면,

❖ 윤태호의 암 정의 ❖

❋❋ 암이란 "세포의 염색체 결손(파괴, 재배치, 일탈)으로 인해 정상세포와는 달리 세포의 증식과 재생, 배열, 사멸주기 등에서 질서를 따르지 않는 세포"를 말한다.

**＊＊** 암의 원인은 '세포의 산소결핍'이다. 정상적인 에너지 대사는, 에너지원(영양)-포도당-ATP라는 과정을 거쳐야 하지만, 산소가 결핍되면 포도당이 ATP로 전환되지 못하고 포도당에서 바로 에너지 대사가 이루어진다. 그 결과 유전자에 결함이 발생하며 새롭게 증식하는 세포 또한 암세포다.

**＊＊** 암의 특징은 "암은 산소결핍 환경에서 발생한다. 따라서 산소대사를 하지 못하고 당 대사를 하므로 에너지 대사효율이 10~20%에 불과하며 피로물질인 젖산과 활성산소가 발생한다. 암세포는 저산소 환경에서도 증식이 가능하며 수명이 일정치 않다. 암세포는 산소 공급이 중단되면 죽고, 산소가 충분히 공급되면 정상세포로 바뀌거나 바뀐 후 사멸한다."

**＊＊** 암의 통증은 "산소결핍으로 고통받는 세포가 산소를 공급해 달라고 호소하는 절규"이다.

세포는 에너지 대사를 통해 재생과 사멸을 반복하며 생명 현상을 이어가며 '물'과 '영양'과 '산소'가 필요하다. 영양은 세포의 생존 양식이고, 산소는 영양을 분해하는 데 없어서는 안 되는 필수 요소이며, 물은 영양과 산소를 세포에 전달해 주는 역할을 한다.

### ▣ 산소가 부족하면 암이 되는 이유

음식물은 체내에서 아주 미세하게 분해되어 탄수화물은 포도당으로, 단백질은 아미노산으로, 지방은 지방산과 글리세롤로 분해되고 이들은 다시 ATP라는 생체효소로 전환되어 미토콘드리아에 저장해 두었다가 에너지로 활용된다. ATP로 전환되는 과정에서 산소가 부족하면 포도당은 ATP로 전환되지 못하고 곧바로 에너지로 전환된다. 이때 에너지 대사효율이 10~20%로 떨어지는데 이를 불완전 에너지대사라고 하며 이 과정에서 많은 젖산과 활성산소가 발생한다.

젖산은 피를 탁하게 만드는 노폐물이고, 활성산소는 지질이나 단백질 및 세포를 산화시킨다. 불완전 에너지 대사과정이 반복되면 세포에 유전자 결손이 발생하는데, 이러한 현상이 반복되면 세포는 생존하기 위한 전략으로 산소가 결핍된 상태에서도 생존과 분열을 할 수 있는 형태(결손 된 염색체를 가진 세포)로 아예 바뀐다. 그것이 암이다. 즉, '지속적이고도 만성적인 산소결핍'이 결국 암을 유발하는 것이다.

실제로 암과 산소 결핍 증상은 정확하게 일치한다. 암 환자에게서 나타나는 구토·식욕부진·통증·근육 경련·피로·졸음·다량의 젖산과 활성산소 등은 산소 결핍에서 나타나는 증상이다. 산속에서 암이 잘 낫는다거나 고압산소를 통해 암이 치유되는 것도 산소 결핍을 해결한 결과이며 곧 암의 원인이 산소부족으로 인한 결과임을 증명한다. 이 설명으로도 암이 발생하는 원인에 대한 설명이 부족하면

'암 산소에 답이 있다' 책을 통해 암의 본질을 이해하시길 바란다.

### ▣ 암과 관련된 모든 요소는 산소로 통한다.

모든 길이 로마로 통한다면 모든 질병은 산소로 통한다고 할 수 있다. 현대 의학이 암의 원인이라고 밝혀낸 스트레스·중금속·활성산소·포화지방·환경호르몬 등 수많은 발암 요소들은 예외 없이 산소결핍과 직접적인 관련이 있다. 반대로 긍정적인 사고방식·온열요법·운동·물 섭취·항산화식품 등이 암을 치료하는 것도 예외 없이 산소 결핍을 해결하므로 암이 치유된다. 산소가 충분히 공급되면 암 발생이 억제되고 면역력을 생산하는 골수세포나 림프샘의 대사가 활발해진다. 그 결과 면역세포를 충분히 생산할 뿐만 아니라 활동성이 강해져 암세포의 증식을 막을 수 있다.

### ▣ 혈액순환 개선은 반쪽짜리 치유이다.

암 환자에게 있어서 혈액순환은 매우 중요하다. 혈액순환을 개선하면 산소 전달이 용이해져 암이 치유되는 경우가 상당히 많다. "그렇다면 혈액순환만 잘되면 암이 치유되는 것 아니냐? 굳이 해석하기 어려운 산소를 몰라도 되는 것 아니냐? 산소가 아니고 혈액순환이 더 맞는 것이 아니냐?"고 반문할 수 있겠지만, 혈액순환 개선만으로는 암을 근본적으로 치유하기 어렵다. 암을 치유하기 위해서 혈액순환 장애를 해소하는 것이 중요하지만, 그 중심에 산소가 있다는 사실을 모르면 언제든 암이 다시 재발할 수 있다. 만약 암 환자가 항산화식품과 물 섭취 그리고 운동을 통해 혈액순환을 개선하여 암이 치료되었다고 해보자. 그런데 암이 치료된 후 암의 원인이 산소결핍 때문이라는 사실을 모르고 공기가 탁한 곳에서 생활한다면 어떻게 될까? 혈액순환은 되어도 산소 부족으로 암이 재발할 수 있다.

또한, 흡연이 혈액 순환과는 무관하다며 암 치료 후 흡연을 한다면 어떻게 될까? 흡연은 일산화탄소를 발생하며 일산화탄소가 헤모글로빈과 급속하게 결합하여 산소 운반을 방해한다. 이 경우 혈류에는 문제가 없지만, 산소결핍으로 암이 발생하는 것이다.

암의 원인을 '혈액순환 장애'라고 아는 것과 '산소 결핍'이라고 구체적으로 아는 것은, 마치 적군이 강원도 평창군 대관령면에 있다는 사실을 알고 공격하는 것과 강원도 평창군 대관령면 횡계리 123번지에 있다는 사실을 알고 공격하는 것과 같다.

암에 대하여 "특정 약초나 식품을 섭취하여 암이 치료되었다."거나 "암에는 뭐가 좋더라."고 하는 식의 부분적인 지식만으로는 본질적으로 암을 극복하기 어렵다. 다른 암의 원인(스트레스 · 중금속 · 저산소 환경 등)이 암을 유발하더라도 그에 대한 대책을 세울 수 없기 때문이다.

암은 산소결핍을 해소해야 치유된다는 원리를 알고 생활한다면 위중한 상태의 암이라고 해도 치유할 수 있다.

# 3
# 암은 신호를 보낸다

■ 특이한 증상 없이 우연히 암을 발견하였다는 사례도 있다. 증상 없는 암을 달고 살아왔다는 얘기다. 그렇다면 과연 암은 증상이 없을까? 그렇지 않다. 암의 증상이 없는 것이 아니고 암의 신호를 알지 못해 간과한 것이다.

일반적으로 암의 대표적인 증상은 통증이지만 통증 이외에도 다양한 신호로 나타날 수 있으므로 암의 증상을 알아야 한다.

암은 산소부족으로 인해 나타나므로 산소가 부족할 때 나타나는 증상들을 알면 암 혹은 암으로 가는 과정을 미리 알 수 있다. 가령 병원에서 암이 아니라고 하더라도 암이 되기 전에 미리 대응할 수 있다.

따라서 산소 부족으로 나타나는 증상들을 알면 암을 미리 예방할 수 있고 암의 가능성을 스스로 진단할 수 있다.

### ▣ 암 혹은 산소결핍 상태에서 나타나는 증상

**\*\*** 특정 부위에 만성적 통증이 있다.

통증은 산소결핍의 대표적 증상이다. 세포는 산소가 부족하면 대사장애가 발생하고, 산소가 중단되면 괴사한다. 따라서 세포에 산소가 부족하거나 중단되면 통증으로 신호를 보낸다. 따라서 특정 부위에 통증이 심하고 그 통증 기간이 몇 개월, 몇 년 이상 지속하였다면 암으로 진행할 가능성이 높다. 위가 아프면 위암을, 머리가 아프면 뇌종양을, 근육이 아프면 근육암을, 간이 아프면 간암을 의심해 보아야 한다.

그러한 증상이 나타나면 병원진단 결과 암이 아니라고 해도 대책을 세워야 한다. 암으로 죽는 것이 아니고 산소 결핍으로 사망하므로 암 여부를 떠나 산소결핍 증상이 있을 때 미리 대책을 세워야 더 심한 산소 결핍으로의 진행을 막을 수 있다.

여기서 한 가지 주의할 점은 통증이 없다고 해서 암이 아니라는 것은 아니다. 암이 만성적으로 발병한 경우 통증이 없을 수도 있다. 반대로 통증이 심하다고 하여 모두 암은 아니다. 통증은 암으로 가는 과정에 있다고 보면 된다. 특히 장기간에 걸쳐 전신에 통증이 있다면, 몸 전체가 산소결핍 상태에 놓여 있으므로 몸 이곳저곳에서 암이 발생할 수 있으며 혹 암이 아니더라도 혈압이 높아져 위험에 처할 수 있다.

✱✱ 머리가 아프다.

암 환자들은 두통을 호소하는 경우가 적지 않다. 특히 뇌종양 진단을 받은 환자들은 진단받기 전 장기간에 걸쳐 지속적으로 머리가 아팠다고 한다. 왜 그럴까? 공기가 조금만 탁해도 뇌에서는 바로 알아차리고 산소부족을 호소하는데, 그것이 곧 두통이다. 뇌세포는 몸이 흡수한 산소의 30%를 소모할 만큼 산소에 가장 민감하기 때문이다. 두통은 뇌세포에 산소가 부족하여 나타나는 증상이므로 만성적인 두통이 있다면 다른 장기 조직에서 암 발생 가능성을 고려해야 한다.

✱✱ 신체의 특정 부위(손, 발, 다리, 허벅지, 복부, 어깨, 허리 등)가 차고 저리고 시리다.

암을 냉병이라고도 한다. 몸이 차다는 것은 혈액순환이 안 된다는 것을 알리는 신호이며 혈액순환이 안 되면 산소 공급량이 줄어든다. 극심한 저혈압 등 심장 기능이 약하거나 혈전 등으로 혈관이 좁아지고, 혈액의 점도가 높아져서 산소 공급이 안 되어 나타나는 증상이 시림이나 저린 증상이다.

✱✱ 어지럽다.

빈혈로 나타나는 어지럼증은 뇌세포에 혈액(산소)공급이 안 돼 발생하는 위험 신호다. 어지럼증이 지속되면 뇌세포뿐만 아니고 다른 조직에도 산소가 결핍되어 있을 가능성이 크므로 암 발병을 의심해 보아야 한다.

**⁎⁎ 졸리고 하품을 자주 한다.**

암 환자는 자고 또 자도 졸음이 온다고 말한다. 하품은 부족한 산소를 조금이라도 더 공급받기 위한 인체의 자율반응이다. 시도 때도 없이 졸리거나 하품을 많이 하는 사람은 뇌세포에 산소가 충분하게 공급되지 못하는 상태다. 뇌세포에 산소가 부족하면 다른 곳도 산소가 부족할 가능성이 크다. 즉, 간이나 폐·신장처럼 산소 공급에 직접적인 영향을 미치는 기관이 산소부족 상태에 놓여 있을 수도 있으므로 그에 대한 대책을 세워야 한다.

**⁎⁎ 깊은 잠을 못 잔다.**

암 환자는 산소전달이 원활하지 못한 상태다. 수면 중에는 호흡량이 감소하기 때문에 뇌세포에 산소공급량이 줄어들어 숙면을 취하지 못한다. 만약 이전보다 숙면을 못하는 상태가 지속하면 암이 악화할 수 있다.

**⁎⁎ 집중력이 떨어진다.**

산소가 충분히 공급되어야 집중력이 유지된다. 일시적인 집중력 저하는 신경을 많이 쓰는 등 뇌세포에서 지나치게 산소를 많이 사용한 경우에 나타나는데 집중력 저하가 장기화한다면 몸이 만성적인 산소 결핍 상태에 놓인 것이다. 특히 집중하려고 할 때 머리가 아프고 구토나 메스꺼움 증세가 나타난다면 암 발생이나 암으로의 진행을 경계해야 한다.

**✻✻ 산소 농도에 민감하다.**

같은 공간에서 다른 사람은 답답함을 느끼지 않는데, 유난히 두통을 호소하거나 공기가 탁하다며 답답함을 호소하는 사람이 있다. 실내의 산소 농도는 같아도 몸 내부적으로 산소를 잘 전달하지 못하기 때문에 나타나는 증상이다. 만약 다른 사람은 불편함을 느끼지 않는데 자신만 답답함을 느낀다면 몸속에서 산소가 잘 전달되지 못하는 상태이므로 암으로의 진행에 대비해야 한다.

**✻✻ 기력이 떨어진다.**

기력이 떨어진다는 것은 세포가 에너지 대사를 하지 못하여 인체 기능이 저하되었다는 것을 의미한다. 오십견 환자들이 손을 제대로 올리지 못하는 이유도 어깨 부위의 어혈로 인하여 산소 공급이 안 되기 때문이다. 만성피로가 지속되면 장기적으로는 암이 발생할 수 있다. 유사한 증상으로 무기력증인 만성피로증후군도 몸 전체에 걸친 산소 부족의 전형적인 증상이다.

산소부족은 1~9단계로 나뉘는데 대체로 산소결핍 4~5단계 이상에서 만성피로 증후군이 나타난다. 특정 부위에서는 산소 결핍 5~6단계(산소포화도 95% 이하) 또는 그 이상의 단계에 와 있을 수도 있다. 산소결핍 5~6단계에서는 암으로 진행되는데, 산소결핍 4~5단계에서도 부분적으로는 암이 진행될 수 있다. 만성피로로 인해 병원 진단을 받아보면 대부분 정상으로 나오지만, 그와 같은 상태가 장기화하면 예외 없이 암이 된다는 사실을 알고 경각심을 가져야 한다. (산소결핍 단계 판단 기준은 '암 산소에 답이 있다' 책 참조)

** 원기 회복이 되지 않는다.

과로나 심한 운동을 하면 피로물질인 젖산이 발생하므로 혈액이 탁해지고 산소포화도가 낮아져서 대사 장애가 발생하여 기력이 떨어진다. 체내 산소포화도가 높은 사람은 하루나 이틀 정도 쉬면 피로 물질이 배출되므로 피로가 곧 해소된다. 만약 쉽게 피곤하고 원기 회복이 더디다면 몸에 산소전달이 제대로 안 되는 상태다. 이러한 상태가 장기화하면 암 혹은 암으로의 진행을 경계해야 한다.

** 근육이 경직되고 뻐근하다.

운동 경기 중 선수들의 다리에 근육 경련이 발생하는데, 그 이유는 산소를 많이 사용하는 데 반해 그에 상응하는 산소를 공급하지 못하여 나타나는 증상이다. 일상에서 근육 경련이 자주 발생하면 극심한 산소 결핍 상태임을 알고 이에 상응하는 조처를 해야 한다.

**\*\* 몸이 무겁고 운동 능력이 떨어진다.**

에너지 대사가 정상적으로 이루어지면 세포가 에너지를 원활하게 사용할 수 있으므로 몸이 가볍고 운동 능력도 높아진다. 반대로 몸이 무겁고 운동 능력이 떨어진다면 산소 부족으로 대사가 원활하지 못한 것이다. 이러한 상태가 만성적으로 지속한다면 암 혹은 암의 발병을 경계해야 한다.

**\*\* 딱딱한 것이 만져진다.**

조직이 딱딱한 것은 고형암의 대표적 증상 중의 하나이다. 만지면 통증을 느끼기도 하는데 그것은 세포 조직에 산소가 공급되지 못하기 때문이다. 만약 아랫배나 유방조직 혹은 턱밑을 만졌을 때 딱딱한 것이 만져진다면 암일 가능성이 크다.

**\*\* 잦은 출혈이 있다.**

외부 충격이 없는데도 잇몸 출혈이나 코피 등 출혈이 오랫동안 지속한다면 세포 조직이 괴사 혹은 파괴되었기 때문이다. 이러한 증상은 산소 부족이 심하여 세포가 괴사한 것이다. 만약 코점막, 잇몸, 혀, 항문 등의 표피에서 잦은 출혈이 있다면 부분적인 산소결핍일 경우도 있으나 몸 전체에 산소가 부족해졌을 수도 있다. 따라서 암으로의 진행을 의심하고 대처해야 한다.

특히 하혈, 혈변, 토혈의 경우 궤양 혹은 암의 가능성을 의심해야 한다. 하혈의 경우는 자궁암, 혈뇨의 경우 방광암, 토혈의 경우 위암, 혈변의 경우 대장암 또는 직장암, 혈담의 경우 폐암일 수 있다.

** 입맛이 없고 소화가 안 된다.

암 환자는 산소 결핍으로 위장 기능이 약해져서 소화가 안 되기 때문에 식욕이 떨어진다. 암 환자는 위·간·담낭 등 소화기 계통의 기능이 저하되고, 장내 유산균이 적어서 음식을 먹어도 소화 및 흡수가 어렵다.

장기조직, 특히 위장·대장·직장 조직에 산소가 결핍되면 소화능력이 크게 위축된다. 식욕이 떨어진 상태가 장기적으로 지속된다면 암(소화기 계통)이거나 혹은 암으로 진행할 수 있다.

** 구토 증상이 나타난다.

구토는 위장에 들어 있는 음식물을 소화할 수 없을 때 음식물을 밖으로 밀어내기 위해 나타나는 증상이다. 소화가 안 되는 것은, 위장 세포에 산소 공급이 안 되어 위가 제 기능을 할 수 없기 때문이다. 따라서 구토 증상이 장기적으로 나타난다면 위염 혹은 위암 가능성이 크다. 뇌세포에 산소가 부족해도 구토 증상이 나타난다.

** 숨이 차고 한숨이 자주 나온다.

숨이 차다는 것은 더 많은 산소를 호흡하기 위한 인체 반응이다. 즉, 정상적인 호흡만으로는 몸에서 필요한 산소를 충분히 공급받지 못하여 숨을 더 크게 그리고 자주 쉬는 것이다.

공기<sup>산소</sup>가 충분히 공급되면 체내의 이산화탄소와 일산화탄소 등이 배출되면서 몸이 정화된다. 하지만 산소가 충분히 공급되지 못하면 체내의 노폐물을 충분히 배출하지 못하여 한순간에 많은 양의 노폐물을 한꺼번에 내보내는 것이 한숨이다.

따라서 심호흡, 환기, 유산소 운동 등 다양한 방법으로 산소결핍을 해결해야 한다.


** 입술이나 입안이 부르튼다.

과로하면 입술이 부르트거나 입안이 헐고 상처가 생기는데 이러한 증상은 면역력이 약해서 외부로부터 침입하는 세균을 제압하지 못해 나타나는 증상이다. 이러한 증세가 자주 나타난다면 몸에서 암세포의 증식을 막지 못하는 상태이므로 발암 가능성에 대비해야 한다.

이상의 증상은 산소결핍 상태에서 나타나는 것이며 일시적으로 나타났다고 해서 암이 되는 것은 아니지만, 다발적이면서 만성적으로 나타나면 암의 발생 가능성이 크므로 예방 차원에서 근본적인 대처를 해야 한다.

◼ 면역력이 떨어지면 나타나는 증상

면역은 암의 증식을 억제하는 역할을 하므로 자신의 면역 상태를 아는 것은 매우 중요하다. 면역력은 병원진단을 통해 정확히 알 수 있지만 일상생활에서 수시로 대응해야 하므로 인체 반응을 통해 자가 진단 할 수 있어야 한다. 그렇다면 면역이 떨어질 때 나타나는 증상을 알아보자.

✱✱ 상처가 잘 낫지 않는다.

상처가 생기면 세균이 번식하는데, 이때 면역력이 강하면 세균을 탐식하여 상처를 잘 낫게 한다. 만약 이전보다 상처가 잘 낫지 않는다면 면역력이 떨어진 것이다. 면역력이 떨어지면 암을 사멸하지 못하여 암 발생 가능성이 커진다.

✱✱ 아토피 등 피부가 발진한다.

아토피나 가려움증, 피부 발진 등은 면역력이 떨어져 나타나는 증상이다. 면역력이 떨어지는 이유는 산소부족, 활성산소의 발생 및 중금속을 비롯한 유해물질에 노출되었기 때문이다. 이러한 증상이 지속해서 나타나면 암이 발생할 수 있다. 따라서 아토피의 원인물질인 중금속이나 환경호르몬 등을 몸 밖으로 배출시키는 노력을 해야 한다.

**✲✲ 감기에 잘 걸리고 쉽게 낫지 않는다.**

감기에 자주 걸리고 몇 달간씩 지속한다면 면역력이 크게 떨어진 것이다. 면역력이 떨어지면 암의 증식을 억제할 수 없을 뿐만 아니라 바이러스를 제압하지 못해 활성산소가 많이 발생하므로 암 증식이 용이한 인체 환경이 된다. 감기에 취약하다면 면역력이 떨어졌음을 의미한다.

**✲✲ 비염 등 알레르기 증상이 지속된다.**

염증은 면역력이 약해져 외부로부터 침입한 세균을 백혈구가 탐식하지 못해 나타나는 증상이다. 비염이나 알레르기 증상은 면역력이 약해서 나타나는 증상이다. 면역력이 떨어지면 암이 증식할 수 있다.

**✲✲ 대상포진에 자주 노출된다.**

대상포진은 어린 시절 수두를 앓은 후 균이 잠복해 있다가 면역력이 약해지면 활동을 시작하여 발병되는 것이다. 따라서 대상포진에 자주 노출된다면 면역력이 약해졌다는 의미이므로 면역력을 높이는 근본적인 대처를 해야 한다.

**\*\* 체중이 감소한다.**

소화기 계통에 암이 생기거나 산소결핍이 심하면 음식물을 소화, 흡수하지 못하여 체중이 급격하게 빠진다. 체중이 급격하게 감소했다면 소화기 계통의 암 혹은 여타 조직의 중한 암을 의심해 보아야 한다.

이상의 증상들은 면역력이 떨어져 나타나는 증상으로, 일시적으로 나타났다고 해서 암이 되는 것은 아니지만, 다발적이면서 만성적이라면 암 발생 가능성이 크므로 암 예방 차원에서 근본적인 대처를 해야 한다. (면역력을 높이는 구체적인 방법은 '암 산소에 답이 있다' 책을 참고하길 바란다)

# 4
# 현대 의학적 암 치료는 100% 재발한다

■ 앞에서 5년 생존율과 완치는 근본적으로 다르다는 사실을 언급한 바 있다. 암 환자 중 5년을 생존하는 환자의 상당수는 암이 재발한다.

한의사인 O태열 박사는 10년 동안 14번이나 암이 재발했다고 소개한 바 있다. 그 이유는 암의 근원적인 치유를 하지 않았기 때문이다. 원인을 제거하지 않는 한 암은 끊임없이 재발하며 일반적으로 세 번 정도 암이 재발하면 간이나 골수암이 발병하여 극한 위험에 처한다.

수술이나 항암제와 같은 방법으로 암을 치료하면 2년 이내에 대부분(약 60% 이상) 재발한다고 알려졌다. 암 환자들은 대개 "수술하고, 죽을 만큼의 고통을 감내하며 항암제를 받은 후에 암이 없어져 희망을 가졌는데, 더 중한 암이 재발하여 또다시 항암과 방사선까지 하라는 권고를 받았다."고 말한다. 그래서 또다시 항암제를 받는 것이 너무 두렵다고 말하는 환자들이 매우 많다.

현대 의학적 치료방법으로는 암의 완치란 결단코 없다. 세계적 핵의학 권위자 엠디 엔더슨의 김의신 박사도 "현대 의학으로 암이 완치된다는 것은 거짓말이며 완치라는 말을 쓰지 말고 좀 더 솔직해지자. 암은 연구하면 연구할수록 치료가 안 된다는 결론을 얻게 된다."며 암을 팔자소관 이라고까지 말한다.

미국 국립암센터도 암과의 전쟁에서 패배를 선언했고 일본의학계 신의 손 야야마 교수도 "암은 잘라내고 잘라내도 재발하더라."고 말했다.

■ 재발해야 병원 수익이 높아진다.

아이러니하게도 암이 계속 재발해야 제약사와 병원은 경제적 이득을 얻을 수 있다. 환자들이 기대하는 유전공학의 암 치료 방법 역시 암세포의 재발을 막지 못하므로 약을 계속 사용해야 한다.

이는 마치 일당을 받고 밭을 매는 인부가 잡초 뿌리를 완전히 제거하면 일거리가 없어 돈을 벌 수 없으니 뿌리는 그대로 두고 줄기만을 자르는 것과도 같다. 견인차 운전기사의 경우 차량 사고가 자주 발생해야 수입이 증가하고, 보일러 수리공의 경우 보일러 고장이 잦아야 생계를 유지할 수 있는 것과 같다.

갑상선암의 경우 크기가 5mm만 되어도 멀쩡한 갑상선을 제거하므로 평생 약을 먹게 된다. 환자가 늘어나는 것이야말로 병원이 바라는 상황인데, 이를 두고 유영진 상계 백병원 혈액종양내과 교수는 의료자본의 대표적인 블루오션이라고 표현했다.

수년 전 국회 보건복지위의 감사에서 일부 병원에서는 "내원 환자의 92.5%가 암이 의심된다."며 2차 검진을 받도록 한 사례가 여러 병원에서 적발되다. 최근 급증하는 유방암과 갑상선암도 같은 차원에서 바라볼 수밖에 없는 것이 너무나도 안타깝다.

제약사나 병원은 환자가 많아야 경영실적이 좋아진다. 그리고 고가의 장비를 활용해야 감가상각비를 건질 수 있으므로 과도한 검사를 유도한다. 이러한 상황은 어느 직업이나 마찬가지이므로 다국적 제약사나 병원을 욕할 일만도 아니다.

# 5 개인마다 왜 효과가 다르게 나타날까?

◨ **개인별로 효과가 다른 이유가 있다.**

같은 암에 같은 식약재를 먹었는데 효과가 큰 사람이 있지만, 효과를 보지 못한 사람도 있다. 예를 들면 인삼(홍삼)을 먹고 수일 내 기력이 회복되고 장복한 결과 위암이 나았다는 사람이 있는 반면 특별한 효과를 느끼지 못했다고 하는 사람도 있다.

사람에 따라 산삼을 복용하고 바로 명현반응에 이어 몸이 좋아지는 사람이 있는가 하면, 일주일 이상 설사를 하는 사람도 있다. 그리고 좋다는 약재를 다 먹어도 효과가 없었지만, 특정 약재를 먹었더니 바로 효과를 보았다는 사람도 있다. 그렇다면 같은 질병에 같은 약 성분을 먹었는데도 반응이 다른 이유는 무엇일까?

✳✳ **개인별로 흡수력이 다르다.**

섭취한 음식물이 모두 체내로 흡수되는 것은 아니다. 음식물이 입에서 잘게 씹히고 위장에서 위산에 의해 분해되고 장에서 흡수되는데. 이러한 단계에서 각각의 장기들이 제 기능을 다 하지 못하면 흡수되지 못한 성분들이 변을 통해 그대로 배출된다. 이 경우 약 성분이 체내로 흡수되지 못해 효과를 볼 수 없다.

**\*\* 산소결핍의 2차 요인이 다르다.**

약성이 있는 식약재에는 기본적으로 항산화성분이 들어 있다. 항산화성분은 활성산소의 발생을 억제하고 혈전을 제거하며 혈액을 맑게 하므로 세포에 산소가 잘 전달되도록 돕는다.

그런데 같은 약을 쓰면서 같은 섭생을 해도 효능이 개인마다 차이가 있을 수 있다. 그것은 "나는 어떤 약이 잘 받는 체질이다."라고 말하는 이른바 체질론이다. 체질에 따라 약성이 잘 받는 사람과 그렇지 않은 사람이 있다는 얘기다.

체질론을 좀 더 깊이 있게 분석해 보자. 몸속에 어혈이나 혈전이 생성되는 과정은 사람마다 다르다. 돼지고기의 포화지방이나 쇠고기의 포화지방을 많이 섭취해서 고지혈증이 된 사람도 있고, 설탕을 많이 섭취해서 중성지방이 많아진 사람도 있다. 산소가 적게 공급되어 혈구들이 달라붙은 사람도 있으며, 또한 스트레스나 중금속에 노출되어 활성산소로 인해 혈전이 발생하여 암이 발생한 사람도 있을 것이다. 암 환자들은 대부분 이러한 요인으로 인해 영향을 받는다.

어혈이 생긴 세부 요인에 따라 특정 항산화성분이 도움될 수도 있고, 안 될 수도 있다. 예를 들면 A라는 항산화성분은 포화지방에 효능이 있지만, 설탕으로 인한 중성지방에는 효과가 없을 수 있다. 그리고 항산화성분 역시 수백 가지가 되므로 각각의 항산화성분이 각각의 산소 결핍을 만든 원인 요소에 미치는 영향이 다르다.

따라서 수많은 항산화성분과 산소결핍의 구체적 요소가 어떻게 작용하는가에 따라 효과가 각기 다르게 나타난다. 이것이 같은 식약재를 섭취해도 개인별로 효과가 다르게 나타나는 이유다.

** 다른 부정적 변수로 인해 효과가 반감되었다.

같은 암이면서 원인 요소가 같아도 효과가 없는 경우도 있다. 예를 들면, 인삼을 통해 어혈이 풀어지는 효과를 보았다고 해도 스트레스를 심하게 받거나 공기가 오염된 환경에서 생활하고, 신선하지 않은 음식을 주로 섭취하는 등 산소가 결핍되는 생활을 한다면 인삼의 효과가 반감될 수 있다.

** 다른 섭생을 병행하여 효과가 배가 되었다.

앞에서 언급한 인삼 약효를 본 사람은 인삼만 섭취한 것이 아니고 또 다른 섭생의 변화를 줌으로써 인삼에 들어 있는 약성 이상의 치료 효과를 얻었을 수 있다. 예를 들면 인삼을 먹으면서 유산소 운동과 스트레스 관리를 잘하고, 포화지방 섭취를 줄이고 항산화식품을 꾸준히 섭취하면 인삼의 암 치료 효과가 배가되는 것이다. 다른 변화는 주지 않고 오직 인삼만을 섭취했다면 효과가 상대적으로 적을 수밖에 없다.

**﹡﹡ 장내 유익균이 부족하다.**

장내에 약성을 분해하는 미생물이 부족하면 같은 약재라도 체내에서 흡수하지 못하므로 약효를 얻을 수 없다. 사람에 따라 "인삼이 몸에 맞다, 안 맞는다."라는 말을 하는데 그 이유는 바로 장내 미생물의 차이로 인한 흡수력이 다르기 때문이다. 장내에 미생물이 부족하면 유효 성분을 분해하지 못해 흡수가 어렵다.

경희대 약학과 연구실에서 실험한 바, 10명의 실험자에게 검사 하루 전 각각 3g의 백삼 가루를 먹인 후 다음 날 아침 분변을 채취하고 각각의 분변속의 미생물들이 사포닌을 컴파운드-K(사포닌 대사물질)로 분해하는 능력을 측정했다.

그 결과 사람마다 컴파운드-K로 분해하는 능력이 크게 다르게 나타났다. 3명은 80% 가까이 분해했지만 2명은 분해력이 단 10%에도 미치지 못했는데, 분해 능력에 차이가 나타나는 이유는 장내 프로바이오틱스 미생물(유익균 : 비피더스균, 락토바실러스균 등)의 차이 때문이다. 장내 유익균은 된장·김치 및 식이섬유와 발효유를 충분히 섭취하면 증가한다.

수강생 중 40대인 한 남성은 체중이 적게 나가고 술과 육식을 안 하는 데 고지혈증이었다. 혈중콜레스테롤이 280인데 병원에서 고지혈증 처방을 받으면 150 이하로 내려갔다. 하지만 부작용이 두려워 의사의 처방에 따라 병원 약을 끊고 홍삼과 양파 추출물을 한 달간 먹었지만, 혈중콜레스테롤은 다시 280으로 올라갔다. 의사로부터 "당신은 약을 먹어야 개선되는 체질"이라는 말을 듣고 다시 약을 먹고 있었다. 상담해 보니 그는 "김치나 된장, 채소를 전혀 먹지 않고 주로 밥만 먹는데, 소화가 잘 안 된다."고 했다.

그가 발효식품을 섭취하지 않아서 장내 미생물이 부족하여 홍삼이나 양파의 유효 성분을 흡수하지 못한 것이다. 즉, 장내 미생물이 부족하여 홍삼이나 양파를 먹어도 혈중콜레스테롤이 떨어지지 않은 것이다.

이처럼 같은 질병에 같은 식약재를 섭취해도 사람마다 원인이 되는 요소가 세부적으로 다르고 분해·흡수력의 차이로 약효가 각기 다를 수 있다. 따라서 자신의 체질에 맞는 약재를 선택하고 흡수력이 떨어진 환자는 약성을 소화·흡수할 수 있는 체질로 바꾸어야 한다.

### ■ 흡연하지 않아도 폐암에 걸리는 이유

폐암 환자 중 70~80%가 흡연자라고 한다. 흡연이 폐암에 미치는 영향이 크다는 사실을 증명하는 통계다. 그렇다고 해서 흡연하지 않는 사람은 폐암에 걸리지 않는다는 것은 아니다. 폐암 환자 중 흡연자가 많은 것은 사실이지만 비흡연자도 20~30%나 된다.

이 자료는 흡연 이외에도 폐암을 유발하는 인자가 있다는 것을 의미한다. 그런데 일부에서는 "흡연하지 않는데도 폐암에 걸렸다."고 하면 "이해할 수 없다."며 그 이유를 '유전'이라고 분석하기도 한다. 하지만 모든 암은 산소 결핍으로 인해 발생할 뿐이고 유전과는 전혀 상관이 없다.

흡연 이외에 폐포에 산소결핍을 만드는 요소로는,

대표적으로 옷과 이불 등에서 나오는 화학섬유로 인한 미세먼지가 있다. 실제로 MBC가 전문기관에 의뢰하여 측정한바 아이들이 집안에서 뛰어놀 때 실내 미세먼지는 141㎍/m3로 50~60㎍/m3인 일반적인 경우보다 2.5배가량 높았으며 환기를 하자 곧바로 정상 수치를 회복했다.

음식 조리 시 가스레인지에서 나오는 일산화탄소와 각종 전자제품에서 나오는 전자파도 체내 활성산소를 증가시켜 산소부족으로 폐암을 유발한다.

공기가 탁한 곳에서 근무하는 직업을 가진 경우에도 폐암이 발생할 수 있다. 어디 그뿐이겠는가? 중금속에의 노출·스트레스·포화지방 섭취·부정적 사고 등은 인체에 산소 결핍을 만들며 폐포에도 그대로 영향을 준다. 즉, 흡연하지 않아도 폐암에 걸릴 원인요소는 수없이 많다. 물론 이러한 환경에 노출된 사람이 흡연하면 발암 원인요소들이 합쳐져서 암에 걸릴 가능성이 그만큼 더 커진다.

### ■ 숲 속에서도 암이 낫지 않는 이유

산소가 충분히 공급되면 암이 낫는다는 글을 본 독자들이 자주 하는 질문이 있다. "산소만 충분히 공급하면 암에 걸리지 않고 암도 치료된다고 주장하는데 그렇다면 산속에서 사는데도 암에 걸리는 이유를 설명해 보라."는 것이다. 실제로 그들의 지적대로 산속에서 생활한다고 해서 암에 걸리지 않는 것은 아니다.

그렇다면 산소 농도가 높고 일산화탄소나 이산화탄소에 오염되지 않은 곳에 살면서 많은 산소를 공급받는 데도 암에 걸리는 이유는 무엇일까? 그것은 외부로부터 충분한 산소를 공급받았을 뿐 세포에는 전달이 안 되었기 때문이다. 산소가 암을 치유한다고 말하면 외부로부터 공급받는 산소만을 생각하는데, 외부에서 산소를 공급받더라도 몸 상태에 따라 산소 흡수율이 다르다는 사실을 알아야 한다.

세포는 3단계에 걸쳐 산소를 흡수하는데 산소를 잘 공급받기 위해서는,

 첫 번째, 외부로부터 많은 산소를 공급받을 것
 두 번째, 공급받은 산소를 세포에 잘 전달할 것
 세 번째, 전달받은 산소를 잘 흡수할 것 등이다.

 먼저 많은 양의 산소를 공급받는 것이 중요하다. 하지만 외부로부터 아무리 많은 양의 산소를 흡입해도 세포에 잘 전달하고 또 흡수할 수 있는 세포 구조가 아니라면 결국 세포는 산소가 부족하여 암이 될 수 있다. 즉, 맑은 공기를 마셔도 세포에 산소가 부족할 수 있다. 그 이유는, 많은 산소를 공급받아도 혈관이 좁아졌거나 혈액의 점도가 높다면 산소가 제대로 전달되지 못한다. 산속에서 생활해도 혈관을 좁아지게 만드는 흡연·스트레스·중금속에의 노출·가공식품과 포화지방 과다 섭취, 그리고 미움·원망·두려움을 갖고 산다면 활성산소 발생으로 혈액이 탁해져 세포는 충분한 산소를 공급받을 수 없다.
 반면, 공기가 좀 탁한 도심에 살면서도 혈액 순환이 잘 되는 섭생을 한다면 암에 걸리지 않을 수 있다.

# 6
# 안전한 암, 위험한 암

■ 암 환자 중에는 자신의 암이 위험한 암인지에 대한 여부를 모르는 환자들이 많다. 암 전문의들도 단지 암의 크기나 전이(다발 암으로 확산) 여부, 암 5년 생존율이 몇 퍼센트인지에 대한 통계 등을 가지고 암의 위험도를 판단할 뿐이다. 하지만 진정한 의미에서의 암 위험도는 발암 부위에 인위적인 조처를 하지 않은 상태를 기준으로 판단해야 한다. 암세포의 위험도는 뇌세포에 산소결핍을 만드느냐의 여부에 따라 달라진다. 암의 발생 부위에 따라 뇌세포의 산소결핍에 영향을 주는 암도 있지만, 거의 영향을 주지 않는 암도 있다. (위험도는 상대적 개념이며 말기의 암은 어느 부위든 위험도가 높아진다)

위험한 암이 아닌데도 불구하고 위험한 암으로 오해하면 죽음에 대한 두려움과 극약 처방으로 인해 생명을 잃을 수 있다. 따라서 암 환자는 자신의 암에 대한 위험도를 정확하게 알아야 극약 처방을 피할 수 있다.

### (1) 위험한 암

암은 산소결핍이라는 하나의 원인에서 비롯되지만, 발병 부위와 산소 결핍의 정도에 따라 위험도가 달라진다. 암의 위험도를 알면 암에 대하여 막연한 두려움을 갖지 않을 수 있고 암을 치유하기 위한 바른 대책을 세우는 데 큰 도움이 된다.

#### ■ 산소 공급에 영향을 주는 조직의 암

암 발병 부위에 따라 사망률의 차이가 크게 나타난다. 예를 들면 폐암 · 간암 · 췌장암 · 담낭암 · 신장암 등은 사망률이 매우 높은데, 그 이유는 암이 발병한 장기의 기능이 뇌세포 산소 공급에 직간접적으로 영향을 주는 기관이기 때문이다.

#### ■ 암 자체가 뇌세포의 산소 공급을 저해하는 암

첫 번째, 폐암은 전 세계적으로 매년 161만 명이 발생하는데 그중 86%인 138만 명이 사망하며 사망률이 가장 높다. 폐는 외부로부터 산소를 공급받아 온몸에 전달하는 기관이므로 폐에 이상이 생기면 폐활량이 떨어지고 폐세포가 산소를 흡수하지도 못하고, 다른 장기에 전달하지도 못하여 산소 결핍을 초래한다. 폐 기능이 극도로 떨어지면 심장과 뇌세포에 산소를 충분히 공급할 수 없으므로 결국 뇌세포의 산소부족으로 사망할 수 있다.

두 번째, 사망률이 두 번째로 높은 간암의 예를 들어보자. 간은 해독 기능뿐만 아니라 단백질·지방·탄수화물의 대사는 물론 호르몬 대사 등 우리 몸에서 하는 일이 수백 가지가 넘는다. 그중에서 가장 중요한 간의 기능은 체내에 쌓인 중금속·환경호르몬·농약·약물·암모니아 등의 독성 물질을 70% 이상을 해독하는 것이다. 간의 해독력이 떨어지면 독성 물질로 인해 혈액이 탁해지며 동시에 면역력이 떨어지고 암 증식은 더욱 가속화된다. 간의 해독력 저하로 각종 노폐물이 심장 혈관을 막으면 심장이 제 기능을 다 하지 못하게 되고, 만약 신장혈관이 막히면 이뇨 능력이 원활하지 못해 피가 탁해지므로 결국은 뇌세포의 산소공급에 영향을 미친다.

세 번째, 췌장암의 경우를 보자. 췌장은 단백질·지방·탄수화물을 분해하는 효소를 분비하여 소화를 돕고, 인슐린을 분비하여 당의 흡수를 돕는 중요한 역할을 한다. 만약 췌장이 인슐린을 분비하지 못하여 세포가 당을 흡수하지 못하면, 고혈당이 되어 혈관을 타고 다니면서 장기조직 어디든 막을 수 있다.

고혈당이 신장을 막으면 신장병, 심장혈관을 막으면 심장병, 뇌혈관을 막으면 뇌종양이나 치매가 되며 심할 경우 사망에 이른다. 이처럼 폐암·간암·췌장암의 경우 결과적으로 뇌세포에의 산소공급에 장애를 일으킬 수 있다.

### ▣ 고혈압을 동반한 암

암은 산소 결핍으로 발생하므로 암 환자는 세포에 산소를 더 공급하기 위해 혈압을 높인다. 고혈압을 동반한 암이라면 전신적인 산소 결핍 가능성이 매우 큰 상태이다. 만약 암 환자가 고혈압을 동반하고 있다면 그렇지 않은 환자보다 더욱 위험하다.

그 이유는 암세포 주변에 있는 조직뿐만이 아니고 다른 장기의 조직도 산소가 결핍된 상태이기 때문이다. 즉, 신체 전반적으로 산소가 부족한 상태이므로 심장이나 폐ㆍ간ㆍ췌장과 같이 중요한 기관도 위험에 처해 있을 가능성이 크다.

### ▣ 전신적인 산소결핍 상태의 암

암은 발견 시기에 따라 조기암(1, 2기)과 후기암(3, 4기)으로 나뉘는데 조기의 암 환자는 산소결핍 상태가 심하지 않으므로 같은 치료를 받아도 생존율이 높다. 즉, 암 조기 발견으로 생존율이 높은 이유는 치료기술 덕분이 아니고 상대적으로 산소 결핍 상태가 중하지 않기 때문이다.

일반적으로 조기암은 그 크기가 작을 뿐만 아니라 국소적인데 특수한 암(뇌종양)을 제외하면 통증만 있을 뿐 암 자체로는 대부분 생명에는 지장을 주지 않는다.

그러나 암이 진행 될수록 산소 결핍의 범위가 점점 커져 산소를 공급하고 전달해 주는 장기 조직으로 퍼지면 뇌세포 산소결핍에 치명적인 영향을 주므로 사망 가능성이 높아진다. 조기암은 국소적인 산소결핍 상태이므로 뇌종양이 아니면 통증을 유발할 가능성만 있을 뿐 생명에는 지장이 없다. 하지만 암이 진행되어 대사에 직접적인 영향을 주는 장기조직으로 퍼지면 결국 뇌세포의 산소결핍 가능성이 커진다. 산소결핍이 전신적이면(말기의 암) 위험도가 높다. 따라서 수술·항암·방사선 치료는 산소 부족을 더욱 심화시키므로 더더욱 받아서는 안 된다. 위험한 암에 대응하는 생존 방법은 산소 결핍 현상을 해결하는 자연요법을 더욱 철저하게 실천하는 것이다.

■ 생리활동에 영향을 주는 암

대장암·직장암 등은 배변에 영향을 미친다. 암이 중하여 배변 활동이 되지 않으면 영양을 섭취할 수 없고, 장내 노폐물이 쌓여 혈액을 탁하게 만들어 결국 뇌세포에 산소 결핍을 만들어 위험에 처할 수 있다. (단, 위험한 암이라고 하여 죽는 병은 아니며 대부분 자연 치유할 수 있다)

(2) 안전한 암

유방암·전립선암·갑상샘암·방광암·위암 등은 산소를 공급하거나 전달하는 기관의 암이 아니다. 이들 조직은 뇌세포나 다른 장기 조직의 산소공급에 영향을 주는 조직이 아니므로 상대적으로 위험도가 낮다. 그런데도 위험하다고 생각하고 항암요법을 선택하면 항암제 부작용에 의해 다른 주요 장기에도 암이 발생하여 결국 사망한다.

독자 상담을 하면서 가장 안타까운 사연은, 처음에 초기의 유방암 진단으로 수술과 항암제를 받았는데 재발하여 또다시 항암제를 받은 결과 간에 암이 발병하여 손을 쓸 수 없게 되었다는 것이다. 수술로 인한 스트레스와 항암제의 독성이 간을 손상시킨 것이다. 항암제를 받으면 유방암뿐만 아니고 다른 암에서도 유사한 상황에 노출된다.

대개 암이 재발하여 두 차례 정도 항암제를 받으면 주로 골수암이나 폐암, 간암 혹은 위암이 발생할 수 있다.

제5부

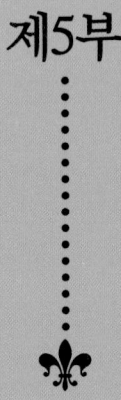

바른 암 치료 방법

지금까지의 암 치료 방법은
암세포를 죽이는 방법이었다.
하지만
암세포를 죽이는 방법으로는 절대 암을 정복할 수 없다.
암세포를 정상화하고
정상세포를 건강하게 하는 것만이 유일한 방법이다.

# 1
# 암세포를 살리는 치료를 해야 한다

■ 이제까지의 암 치료 방법은 예외 없이 암세포를 죽이는 방법이었다. 메스로 잘라내고 독성물질로 죽이고 방사선으로 파괴하고 혈관을 막아 산소를 차단하여 괴사시키고 저온으로 얼려서 죽였다.

이와 같은 방법은 암의 원인을 제거하는 방법이 아니므로 암이 재발하는 것은 시간 문제다. 수술과 항암제는 몸 전체 중 극히 일부(몸의 대략 5,000분의 1 정도) 세포의 산소결핍 상태에 놓인 조직을 제거하는 것에 불과하고, 그보다 5,000배 이상 큰 정상세포에는 전혀 도움이 되지 않을 뿐만 아니라 오히려 치명적인 상처를 남긴다.

의사나 암 환자가 관심을 가져야 할 것은 암세포보다 5,000배나 큰 정상세포다. 흔히 수술은 정상세포에는 나쁜 영향이 없는 것으로 생각하는데, 수술 과정에서의 혈류 절단과 그로 인한 산소 차단, 진통제·소염제 등으로 인한 활성산소의 발생, 림프샘 제거(대부분의 경우)에 따른 면역력 저하 등으로 인해 남은 정상세포는 발암 위험에 노출된다. 그대로 두어도 당장은 문제가 안 되는 단 몇 그램의 암세포를 죽이려다가 더 중요한 장기에 암이 발병하여 결국 죽음으로 내몰리는 것이다. 정상세포의 입장에서는 그야말로 날벼락인 셈이다.

앞에서 암은 그 자체로는 죽는 병이 아니라는 사실을 증명했다. 그럼에도 불구하고 굳이 암세포를 없애고자 한다면 정상세포에 악영향을 주지 않는 방법이어야 한다. 그 방법은 궁극적으로 세포에 더 많은 산소를 공급하는 것이다. 산소를 공급하면 암세포는 정상세포화 한 후 자연사 하고 정상세포는 더욱 건강해진다.

녹차나 키위, 토마토와 같은 항산화식품을 섭취하면 암세포가 없어지고 정상세포와 같은 배열 형태로 바뀐다. 에모레 대학의 윈십 암센터에서 혈암 환자에게 녹차 추출물을 3개월간 투여한바, 세포의 배열이 정상적으로 돌아와 암 조직이 많이 줄어든 사실을 밝혔다.

그리고 오솔로 대학의 앤드류 콜린스 교수가 건강한 남녀 14명을 세 그룹으로 나누어 각각 다른 양의 키위를 섭취케 했다. 이들에게 평소대로 식생활을 하도록 하고 키위만 추가로 섭취하게 했는데, 6주간의 실험 결과 키위의 양과 관계없이 DNA 손상이 복구되어 정상적인 형태로 돌아왔다.

또, 미국 일리노이 대학에서 토마토와 전립선암에 대해 연구를 했다. 32명의 전립선암 환자를 대상으로 3주 동안 토마토를 매일 세 숟가락을 섭취하도록 했다. 3주간 실험한 결과 실험 전보다 암세포의 DNA 손상 정도가 평균 40.5% 감소했다. 또 전립선암 세포의 DNA 손상도 거의 사라지고 암세포가 대부분 정상세포로 바뀌었다. 토마토의 리코펜 성분이 활성산소를 제거하여 세포에 산소를 충분히 공급한 결과다.

국내에서도 암세포가 정상으로 돌아올 수 있다는 사실을 밝힌 연구가 있다. 성균관대 이병모 교수팀은 흡연자 13명에게 평소의 흡연량을 유지하면서 하루 세 번씩 4주간 홍삼 가루를 복용토록 했다. 일주일 단위로 혈액검사를 한 결과 흡연자에게서 DNA 손상이 많이 줄어들었다. 이 교수는 홍삼을 꾸준히 복용할 경우 DNA 손상을 억제할 뿐만 아니라 암을 예방할 수 있고, 손상된 DNA도 정상수준으로 복구된다는 사실을 밝혔다.

녹차, 키위, 토마토, 인삼 외에도 오디·블루베리·복분자의 안토시아닌, 포도의 라스베라트롤, 매실의 구연산, 마늘의 알리신, 버섯의 베타글루칸, 양파의 퀘르세틴 그리고 각종 비타민 성분은 활성산소를 제거하여 혈액을 맑게 한다. 그로 인해 세포에 산소 전달이 용이해져 암세포가 정상세포로 바뀌고 정상세포는 이전보다 훨씬 더 건강해진다.

'암세포가 정상세포로 돌아올 수 있다.'는 사실을 아는 것은 암 치료 방법을 선택하는 데 있어서 매우 중요한 판단 요소다. 암세포를 죽이려다가 정상세포까지도 위험에 빠뜨릴 것인지, 아니면 산소 공급을 통해 암세포를 정상세포로 바꾸고, 정상세포도 더욱 튼튼하게 만들 것인지 각자 선택할 일이다.

암의 원인을 알았다면 전 세계적으로 한해 600만 명이나 암으로 사망하지 않았을 것이다. 우리나라의 암 사망률(최근 20년 동안 + 6%)이 점점 높아지고 있는데 이는 항암제를 사용했기 때문이다. 암을 극복하려면 암에 대하여 바로 알아야 한다. 유감스럽게도 전혀 그렇지 않다는 것이 필자의 판단이다. 현대 의학은 스스로 암의 원인을 모른다고 말하고 있다. 암의 원인을 바르게 안다면 산소결핍을 만드는 항암제를 사용하지 않았을 것이다.

현대 의학에서는 항산화 물질이 신생 혈관을 억제하여 암세포의 자살Apoptosis을 유도했다고 말한다. 암이 과연 자살한 것인지 아니면 산소 결핍이 해결되어 더는 신생 혈관을 만들 필요가 없기 때문인지 정확하게 해석할 필요가 있다.

Apoptosis를 자살이라고 보는 것은 바른 해석이 아니다. 그것은 분명 항산화물질에 의해 암세포가 정상세포로 바뀐 것이며, 정상세포로 바뀌고 보니 이미 세포의 수명이 다 되었기 때문에 자연사 했다고 보는 것이 타당하다.

항암치료를 받지 않고 자연 치유한 수많은 사람이 어떻게 치유했는지 그 기전을 바탕으로 새로운 접근이 필요하다. 그들이 선택한 방법은 암세포를 정상세포로 바꾸고 정상세포는 더욱 건강하게 하는 방법이었다. 단지 몇 그램의 이상 세포를 죽이기 위해 극약을 처방하여 사망에 이르게 해서는 안 된다.

열린 자세로 이 논리의 타당성 여부를 연구하면 세계적으로 한해 600만 명의 환자가 억울하게 생명을 잃는 것을 막는 단초가 될 것을 확신한다.

## 2 암세포를 없애기보다 인체 환경을 개선하라

■ 암은 대부분 통증으로 인해 발견된다. 위가 아프면 위암, 간이 아프면 간암, 머리가 아프면 뇌종양을 진단받게 되는데, 아픈 부위와는 전혀 다른 부위에서 암이 발견되는 경우도 적지 않다.

예를 들면 다리가 아파 병원에 갔는데 폐암이나 위암 진단을 받게 되는 경우 의사나 환자는 이해할 수 없다고 말한다. 다리가 아픈데 폐암이나 위암이 발견되는 이유는 무엇일까? 그 이유는, 다리가 아픈 만큼 다른 조직(폐·위·간)도 산소결핍일 가능성이 높다. 따라서 특정 부위에 만성적인 통증이 있다면 통증이 없는 다른 장기에서도 산소가 부족해져 암이 발병할 수 있다.

암을 통증을 유발하는 질병일 뿐만 아니라 죽는 병이라고 오해하기 때문에 발견 즉시 암세포 제거 방법을 찾는다. 먼저 수술을 고려하고, 수술이 어려우면 항암제나 방사선 요법을 통해 암세포를 죽이는 것이다.

수술요법은 물리적인 방법으로 암세포를 제거하는 방법이다. 항암제나 방사선은 혹시 남아 있을 지도 모르는 암세포를 제거하기 위해 장기간에 걸쳐 처방한다. 의사나 환자는 치료 과정에서 암세포가 얼마나 줄어들었는지를 관찰한다. 암세포가 커지지 않거나 줄어들었거나 없어지면 치료 효과가 좋다며 암 완치에 대한 희망을 갖는다. 그리고 5년간 재발하지 않으면 완치라는 판정과 함께 기뻐한다. 대개 여기까지가 성공적인 암 치료의 과정이다. 그리고 그것을 암 치료라고 한다.

그렇다면 이런 과정을 통해 암세포가 없어지면 성공적으로 암이 치료된 것일까? 안타깝게도 이것은 암의 치료일 뿐 치유는 아니다.

치료와 치유의 차이는 발생한 것만 제거했느냐, 아니면 재발방지를 위한 인체 환경적 변화를 이끌어 냈느냐의 차이다. 암 환자들이 병원에서 치료를 받고(자연요법을 병행하지 않으면)나면 대부분 재발한다.

우리나라의 경우도 2년 이내에 60%가량 재발한다는 통계가 있는데 그 이유는 암세포를 제거만 하고 암이 발병하게 되었던 인체 환경을 개선하지 않은 탓이다. 과연 외부적인 힘을 가해 암 덩어리를 물리적으로 제거하는 것과 자연 치유 방법을 통해 암이 정지되거나 조금이라도 줄어드는 것 중에서 어느 것이 더 바람직할까?

저명한 암 전문의가 필자의 책을 보고 "암이 줄어드는 것과 없어지는 것은 의미가 다르다며 자연요법으로 암이 줄어드는 것을 치료로 오해하지 말라."고 말한 적이 있다. 그는 자연 치유를 통해 암이 조금씩 줄어드는 것을 암의 호전이라고 표현하며 호전 반응에는 별 가치를 두지 않고 (물리적인 힘을 가해서) 암을 제거하는 것에만 의미를 두고 있었다. 하지만 단지 '암이 없어지느냐? 아니면 작아지느냐?'가 중요한 것이 아니다. 수술과 같은 물리적인 방법으로 암을 제거하는 것은 암의 완치와 전혀 무관하다. 그저 산소결핍으로 인한 유전자 변이를 일으킨 세포 몇 그램을 몸속에서 제거한 것일 뿐 몸의 산소결핍 상태가 개선된 것이 아니기 때문이다. 이 경우 암은 반드시 재발한다.

다른 조직에 전혀 영향을 주지 않고 암세포만 완벽하게 제거한다고 해도 암 정복에 별 도움이 되는 것이 아니다. 만약 암세포만 완벽하게 제거해도 산소가 결핍된 인체 환경을 그대로 둔 상태라면 암이 재발하는 것은 시간문제다.


암을 한두 달 내에 치유하는 방법은 없다. 그리고 암 극복은 대부분 환자 스스로 해야 할 일이지 의학이나 기계가 대신해 줄 수는 없다. 환자 자신이 원인을 제공한 것이므로 반드시 환자 스스로 치유해야 한다. 스트레스 관리나 미움·원망·증오심과 같은 발암인자를 어찌 의사가 대신해줄 수 있단 말인가? 의사나 가족이 도움을 줄 수는 있지만, 그것은 지극히 제한적이다.

암을 죽이는데 집착하는 한 치료 기술이 발전하더라도 암의 극복을 기대하지 않는 것이 좋다.

진정한 암 치유는 환경을 바꾸어 조금씩 암이 줄어들게 하는 것이다. 다시 말하면,

첫 번째는 암세포의 증식이 멈추는 단계
두 번째는 암세포가 작아지는 단계
세 번째는 암세포가 없어지는 완치 단계다.

암 환자 중 자신이 다 나은 것 같다고 말하는 환자들을 대상으로 검진하면 암세포가 없어진 경우도 있지만, 암세포가 더 이상 증식하지 않았거나 조금 줄어든 경우도 적지 않다. 자연요법을 통해 암세포가 완전히 없어진다면 더할 나위 없이 좋은 일이지만 조금밖에 줄어들지 않았다고 해도 실망할 일이 아니다.

암의 크기가 전혀 작아지지 않고 그대로 멈춘 상태라고 해도 환자 자신이 느끼는 몸 상태가 좋아졌다면 이미 치유가 시작된 것이며 희망은 곧 현실로 다가올 것이다. 암이 멈추었다는 것은 산소 부족 현상이 악화하지 않았음을 의미하며 암의 증식을 억제할 만큼 면역력이 작동하고 있는 것이다.

암 치유를 위해서는 '암세포의 크기' 보다는 '암에 영향을 주는 인체 환경이 개선되고 있느냐?'에 대한 관심을 가져야 한다. 이 내용을 바르게 이해한다면 암을 악화하는 처방을 피할 수 있다.

# 3
# 암 치료의 수준

■ 대다수 암 환자는 항암제나 방사선을 써서라도 암세포를 제거하려고 한다. 수술할 수 없거나 암이 몸 전체에 퍼진 경우, 암세포와 정상세포가 뒤섞여 있는 경우, 혹은 수술 후에 남아 있을지도 모르는 작은 암세포마저 모두 제거한다. 하지만 항암제나 방사선 치료는 모두 예외 없이 정상세포에 돌이킬 수 없는 타격을 준다.

기존의 항암치료가 정상세포를 다치게 하는 부작용이 발생하자 정상세포를 다치지 않게 하면서 암세포만을 선별적으로 죽이는 방법을 개발했는데 그것이 곧 표적항암제다.

그렇다면 표적항암제를 통해 암세포를 완벽하게 제거할 수 있다면 암이 완치(재발하지 않는)된 것일까? 안타깝지만 암세포만 완벽하게 제거한다고 해도 과거에 암이 발병되었던 환경이 바뀐 것이 아니므로 암은 재발한다. 과거 암이 발병되었던 것처럼 말이다.

즉, 암에 대한 현대 의학적 방법은 치유가 아니므로 그 목표를 완벽하게 달성하더라도 암이 완치되는 것이 아니다.

다음은 암 치료 방법에 따른 분류다.

■ **결과치료 : 암세포만 제거하는 방법**

수술요법을 통해 암을 완벽하게 제거하여 암이 없어진 것을 '관해'라고 한다. 이미 발생한 결과를 없애는 이러한 처방을 '결과 치료'라고 구분한다.

결과치료는 반드시 재발한다는 사실을 알아야 한다. 장기를 이식하는 방법 역시 결과 치료에 해당한다. 신장암 환자가 망가진 신장을 제거하고 다른 사람의 건강한 신장을 이식했다고 가정해 보자. 이식한 신장은 일단 정상적인 기능을 수행할 수 있다. 그렇다면 이 환자는 이제 신장암에서 벗어날 수 있을까?

결론부터 말하면 전혀 그렇지 않다. 이 환자의 신장은 이전에 암이 발병했던 것처럼 다시 망가질 수밖에 없다. 그 이유는,

첫 번째, 과거 신장암에 노출되었던 몸 상태를 그대로 가지고 있다는 것이다. 신장 주변의 혈관이 경화되었거나 혈전, 어혈, 콜레스테롤과 노폐물이 많다면 신장을 이식해도 주변의 노폐물이 이식한 신장의 사

구체를 또다시 막을 수 있으므로 일정 기간이 지나면 산소 결핍으로 다시 신장암이 재발할 수 있다.

두 번째, 수술로 인한 스트레스로 산소결핍이 발생한다.
수술로 혈관이 절단되고 스트레스와 약물로 인해 수술 주변세포에 산소 결핍이 발생한다.

세 번째, 과거 신장암에 걸렸던 생활방식을 바꾸지 않았기 때문에 다시 신장에 암이 발병할 수 있다.

이처럼 인체 환경을 개선하지 않은 채 암세포만을 없애는 전통적 치료 방법은 근본적으로 암을 극복하는 방법이 아니다.

■ 환경치료 : 인체 내부의 발암환경을 바꾸는 방법

암을 물리적으로 제거하는 방법과는 달리 몸의 환경을 바꾸는 치료 방법이 있다. 예를 들면 토마토나 키위, 녹차, 인삼, 뽕나무, 옻나무, 버섯류 혹은 민들레, 미나리, 삼채, 개똥쑥 등의 항산화식품 및 지방분해 효소가 많은 식품 섭취로 혈류를 개선하여 외부로부터 공급받은 산소를 잘 전달할 수 있는 체질로 바꾸는 방법이다. 산소가 충분히 공급되면 암세포는 정상세포로 바뀐 뒤 자연사 하고 주변 세포의 발암 가능성은 작아진다. 이와 같은 방법으로 지속하여 치료하면 암이 재발할 가능성은 크게 낮아진다.

그러나 항산화식품을 섭취하여 인체 내부에 발생한 산소전달 방해 요소를 제거했다고 해도 외부적으로 또 다른 형태의 산소결핍 환경에 노출되는 생활을 한다면 암이 재발할 수 있다.

### ■ 암의 완치 : 전인적 치유 방법

인체 내부의 발암 환경을 바꾸어 암이 치료되어도 그 후 바른 섭생을 하지 않으면 또다시 발암 환경에 노출된다. 예를 들어, 공기가 탁한 공간에 장시간 노출되거나 심한 스트레스, 마음속에 미움이나 원망, 중금속과 환경호르몬에 노출, 흡연, 태운 고기를 자주 먹는 등의 섭생을 하면 다시 암이 발병할 수 있다.

따라서 인체 내부의 발암환경 개선에 그치지 말고 외부환경 변화 · 식생활 개선 · 운동 · 스트레스 관리 · 금연 · 금주 등 발암 요인으로부터 근본적으로 탈피해야 암을 완치할 수 있다. 이것이 재발을 막는 전인적인 암 치유법이다.

# 4 암 환자의 변비 치유법

■ 변비는 소화 부산물이 장에 오래 머물러 있는 상태를 말하는데 대다수의 말기암 환자는 변비로 고생한다. 이미 산소부족 상태인 암 환자에게 변비가 생기면 장내 노폐물이 빠져나가지 못해 혈액이 탁해진다. 혈액이 탁해지면 산소 부족 현상이 더욱 심해지므로 암이 빨리 증식한다.

병원에서 주로 하는 (커피)관장은 변비의 원인 치료가 아니다. 따라서 원인을 그대로 두고 관장만 한다면 변비는 끝없이 발생한다. 따라서 암 환자에게 변비가 있다면 응급할 경우 관장을 해야 하지만 근본적으로 해결해야 한다.

변비는 대장에서 물을 모두 흡수하여 변이 딱딱하게 굳어서 배출되지 못하는 현상이다. 장에서 변속의 물까지 모두 흡수하는 이유는 체내 물이 부족하기 때문이며 물이 부족해지는 이유는 저염식을 하기 때문이다.

저염식 하면 전해질 농도가 낮아지므로 물을 충분히 섭취할 수 없고 물을 섭취한다고 해도 곧바로 물이 배출된다. 현실적으로 암 환자에게 변비가 생기는 원인은 저염식으로 인한 체내 염분 부족이 주요 원인이다.

저염식이 변비를 일으킨다는 역설적인 증거가 있다. 소금을 과다하게 섭취하면 바로 설사를 한다는 사실이다. 우리 몸은 과다한 소금을 섭취하면 전해질 농도가 지나치게 높아지는 것을 막기 위해 소금물을 흡수하지 않고 설사를 통해 바로 배출한다. 수분 부족으로 변이 지나치게 단단해지는 것이 변비이고, 변에 수분이 과다하게 많아서 지나치게 묽어지는 것이 설사다. 이러한 생리학적 원리에서 볼 때 변비 예방을 위해서는 염분을 충분하게 섭취해야 한다.

이 주장을 뒷받침하는 실험결과가 있다. MBC가 동덕여대 비만 과학대학원에 의뢰한 '염분이 많은 된장과 김치의 비만 효과' 실험이다. 20대 여성 4명에게 한 달간 매일 김치·된장을 먹게 한 결과 변비는 물론 숙변까지 깨끗하게 해결되었다. 된장·김치의 미생물과 염분 효과다.

미국 프레드 허친슨 암연구센터의 연구 결과에 따르면 하루 1컵 이하의 물을 마시는 사람은 4컵 이상의 물을 마시는 사람보다 대장암 발병이 2.5배가량 높다는 역학조사 결과를 발표한 바 있는데, 이 또한 물을 충분히 섭취해야 암이 예방된다는 사실을 밝힌 것이다. 따라서 암 환자는 변비 예방과 암 증식을 억제하기 위해 충분한 물을 마셔야 하며 물을 충분히 섭취하기 위해서는 그에 비례하는 염분을 섭취해야 한다.

암 환자가 변비에 걸리면 주로 커피 관장을 하는데, 커피 관장 대신 소금물로 관장하면 몸속에 염분도 보충할 수 있고 부작용 없이 장을 깨끗하게 비울 수 있으므로 변비를 해결할 수 있다.

소금물로 관장하는 방법은, 1~1.2% 농도의 소금물이나 희석된 간장을 1회에 200㎖~400㎖ 마시는 것이다. 환자가 잘 마신다면 한 번에 1ℓ 이상 마시면 더욱 좋다. 변비에 걸린 암 환자의 경우 체내에 염분이 크게 부족하므로 소금물을 마셔도 처음에는 설사가 나오지 않을 수 있다. 설사가 나올 때까지 충분한 양의 소금물을 섭취하면 변비가 해결된다.

필자의 지인 중 변비로 고생하던 말기암 환자에게 된장국을 몇 번 먹였더니 변비가 해결된 사례가 있다. 혹자는 소금을 많이 섭취하면 혈압 상승을 우려하겠지만, 소금으로 인한 혈압 상승은 일시적이면서도 생리적인 혈압이므로 전혀 문제 되는 혈압이 아니다. 소금을 섭취하면 장기적으로는 혈액이 맑아져 오히려 혈압이 정상화된다. 소금 섭취로 인해 고혈압이 염려되어 불안하다면 '**고혈압 산소가 답이다**' 책을 참고하길 바란다.

소금은 비단 변비뿐만 아니고 고혈압 · 아토피 · 당뇨 · 신장병 · 통증 · 비만 · 간염 · 탈모 · 결석은 물론 면역증강 및 항암 식품이며 장수를 위한 필수 식품이다.

소금은 제조 국가별, 채취 장소별, 가공 방법에 따라 미네랄 함량 · 산도(pH) · ORP · 입자크기 등에 차이가 난다. 이러한 요소들이 건강(암)에 매우 큰 영향을 미친다. 소금은 물과 산소에 견줄 만큼 중요한 역할을 함에도 불구하고 식의학계에 의해 해로운 것으로 왜곡되어 있다.

소금은 섭취해야 할 양이 있으며 반드시 외부로부터 섭취해야 한다. 소금은 암 극복에 매우 중요한 식품이므로 '**소금 오해를 풀면 건강이 보인다**' 책을 참고하길 바란다.

# 5
# 암 환자의 혈압관리

■ 혈압이 높아지는 이유는 세포에 부족한 산소(혈액)를 공급하기 위한 인체의 자구 노력의 결과다. 심장은 뇌혈관이 터지는 한이 있더라도 뇌세포에 충분한 산소를 공급하기 위해서 사력을 다한다.

혈압약 복용으로 혈압을 낮추면 혈관이 터지는 것은 막을 수 있을지 모르나 산소부족 현상이 더욱 심화하여 암이 빨리 증식할 뿐만 아니라 뇌 손상으로 위험한 상황에 처한다.

일반적으로 암 환자는 산소 전달이 제대로 되지 않으므로 혈압이 높을 가능성이 크다. 암 환자는 고혈압 증상이 있으면 두 가지의 질병을 갖고 있다는 불안감 때문에 우선 혈압이라도 낮추려는 생각에서 대부분 혈압약을 먹는다. 하지만 암 환자가 혈압약을 먹는 것은 치명적이다.

그렇다면 혈압이 높다는 이유로 혈압약을 복용하면 암 환자에게 어떤 영향을 미치는지 구체적으로 알아보자.

### ■ 혈압약과 인체 반응

대표적 혈압약인 칼슘길항제는 심장으로 가는 칼슘 통로를 차단하는 방법으로 심장의 수축력을 약화시켜 힘을 쓰지 못하게 한다. 여성들에게는 자궁 수축력을 떨어뜨려 요실금을 초래한다. 혈압을 낮추는 또 다른 방법은 혈관내의 물을 강제로 빼내서 혈관벽의 압력만 높아지지 않게 하는 것이다.

암의 원인은 만성적인 산소결핍인데, 암 환자가 혈압약을 복용하면 산소부족으로 암이 빨리 증식한다. 그 이유는, 심장이 힘을 쓰지 못하면 세포에 혈액을 보내지 못해 세포에는 산소가 부족해지기 때문이다. 혈압약으로 물을 강제로 배출시키는 방법 역시 체내 물 부족으로 혈액이 탁해지고 산소전달 매개체가 부족해져 대장암을 비롯한 각종 암을 유발한다.

필자의 주장을 뒷받침하는 연구 결과가 있다. 미국 프레드 허친슨 암 연구센터의 크리스토퍼 리 교수가 JAMA Internal Medicine에 발표한 바로는 '혈압약 중 칼슘길항제(심장으로 가는 칼슘을 차단)를 먹은 경우 유관 유방암은 2.4배, 소엽 유방암은 2.6배 만큼 더 발생한다.'는 사실을 밝혔다.

또한, 유방암에 걸린 여성 1,027명, 유방암에 걸리지 않은 여성 856명을 대상으로 한 연구 결과, 암이 아닌 사람도 혈압약 복용만으로 암이 2.5배나 더 발생하였다고 한다.

일본에서도 유사한 연구 결과가 있었다. 일본의 의사(마라, 로쿠로, 아따나베아끼라 외)들도 혈압약을 복용할 경우 암 발생률이 높아지고 수명도 훨씬 짧았다고 밝혔다. 핀란드에서도 15년간 누적 사망자 수를 조사 분석한바 적극적으로 혈압약을 복용하는 사람은 복용하지 않는 대상보다 사망자 수가 압도적으로 증가했음을 밝혔다. 특히 심장병에 의한 사망자 수가 많았다고 밝혔다. 그 이유는 혈압약으로 인해 심장의 힘이 약화되어 심장병에 의한 사망자 수가 많은 것이다. 이러한 연구 결과는 모두 필자의 주장을 뒷받침하고 있다.

고혈압을 그대로 방치하면 뇌혈관이 터질까봐 두려워서 혈압약을 끊기 어려운 것 또한 현실적인 고민이다.

고혈압을 동반한 암 환자의 혈압약 복용에 대하여 알아보자.

첫 번째, 현재의 고혈압 판단 기준을 재고한다.

의학계가 결정한 고혈압 기준을 왈가왈부할 수는 없다. 하지만 그 기준은 고혈압의 원인이 무엇인지 모르고 결정한 수치이므로 특히 암 환자의 경우에는 섬세한 판단이 필요하다.

고혈압을 판단하는 과거 기준은 160mmHg였는데 특별한 이유 없이 없이 140mmHg로 낮추었다. 그렇다면 과연 140mmHg라는 고혈압 판단 기준이 합당한가? 개인마다 혈관의 상태나 하루 일과 중 혈압의 변화가 다르므로 일반적인 관점에서 혈압 140mmHg가 혈압약을 복용해야 할 만큼 위험한 수준인지 판단해 보자.

등산이나 달리기, 성관계 등 극심한 운동을 할 때는 많은 양의 혈액량을 보내야 하므로 혈압이 180mmHg 이상 높아진다. 하지만 혈압이 크게 높아지더라도 혈관이 터지는 일은 거의 없다. 혈관이 터질 정도의 혈액을 공급해야 할 만큼 많은 산소가 소모되는 운동을 하지 않기 때문이다. 극심한 스트레스를 받아 혈관이 터지는 한이 있어도 혈압을 높여야만 하는 경우에만 혈압을 높인다.

만약 산소가 부족하여 뇌세포가 위험에 처하면 혈압약을 복용하더라도 혈압을 높인다. 평소 건강한 사람도 심한 스트레스를 받으면 평소 혈압과 상관없이 순간적인 고혈압으로 뇌혈관이 터질 수 있다. '뇌혈관이 터지느냐 안 터지느냐?'는 산소부족의 정도와 혈관의 상태에 따라 결정된다.

혈압약으로 혈관이 터지는 상황을 막을 수 있다고 해도 극심한 스트레스 상황이 되면 산소가 매우 부족한 상태가 되므로 뇌세포는 죽는다.

극심한 스트레스를 받으면 혈압이 정상인 사람은 물론 혈압이 높든 낮든, 혈압약을 복용하든 복용하지 않든 뇌혈관이 터질 수 있다. 혈압약을 복용하는 환자도 뇌혈관이 터진다. 혈압이 높든 낮든, 혈압약을 먹든 안 먹든, 뇌에 산소가 부족하면 위험하므로 사력을 다해 혈압을 높이기 때문이다.

　암 환자가 140mmHg에서 혈압약을 복용하면 부족한 산소를 공급하지 못하게 하는 부작용만 가중하는 꼴이 된다. 암 환자는 그렇지 않아도 혈압을 높여서라도 산소를 더 공급하려고 하는데 강제로 혈압을 높이지 못하게 하므로 만성적인 산소 결핍으로 암이 빠르게 증식한다.

　두 번째, 문제의 본질은 산소 부족이다.
　KBS 생로병사의 비밀에 사례자로 나온 인천의 O순례(여, 49세) 씨는 평상시 혈압이 230mmHg이고 97년 280mmHg까지 올라가서 쓰러진 일이 있었다. 부족한 산소를 더 공급하기 위해서 심장이 280mmHg까지 혈압을 높였지만, 혈관은 터지지 않았다. 그럼에도 불구하고 그녀가 쓰러진 이유는 뇌세포에 산소가 부족했기 때문이다. 만약 그때 혈압을 280mmHg까지 높일 수 없었다면 뇌 산소 부족을 해소하지 못해 더 위험해졌을 것이다. 뇌세포가 터지든 터지지 않든 결과적으로 뇌세포에 산소가 부족해지면 위험에 처한다.
　그 후 그녀는 강력한 혈압약을 먹었지만 혈압이 200mmHg를 넘는다고 한다. 즉, 혈압약을 복용했어도 뇌세포를 살리기 위해서 혈압을 높인 것이다. 다행히 그녀의 심장과 혈관은 혈압약에 굴복하지 않을 만큼 튼튼했던 것이다.

그러한 사실을 모르는 그녀는 결국 심장 교감신경마저 파괴시켜 "산소를 공급해 달라는 신호"를 인지하지 못하게 하는 처방을 통해 더는 혈압을 높일 수 없게 되었다. 암은 산소결핍으로 인해 발생하고, 고혈압은 산소공급을 위한 자구노력이라는 사실을 모르는 데서 기인한 매우 위험한 처방이다. 만성적인 산소결핍은 반드시 암을 부르기 때문에 그 결과가 심히 염려된다.

세 번째로, 혈압이 높아서 위험해지는 것보다 혈압 강하로 인한 위험 가능성이 훨씬 크다.

우리나라의 경우 혈압과 관련된 위험 질병 중에서 뇌출혈(16%)보다는 뇌경색과 치매 환자(84%)가 5배 이상 많으며 그 차이는 점점 벌어지고 있다. 고혈압으로 혈관이 터질 가능성보다 뇌산소 부족으로 치매·뇌경색과 같은 질병에 노출될 가능성이 더 높다는 것을 의미한다. 평소 혈압이 180mmHg인 사람은 그만큼 혈압을 높여야 필요한 산소(및 영양)를 공급받을 수 있는데 혈압약으로 120mmHg로 낮춘다면 산소공급량이 30%나 줄어든다. 그 상태가 만성적으로 지속하면 정상세포는 서서히 암세포로 바뀌고 치매와 뇌경색의 위험에 노출된다.

암 환자의 혈압약 복용 여부의 선택은 '산소부족으로 위험해지는 암·치매·뇌경색의 위험성을 높일 것이냐?' 아니면 '일상에서의 혈압이 높아지는 것(극심한 스트레스 상황이면 혈압약 복용 여부와 관계없이 뇌세포는 터진다)을 감당할 것이냐?' 혹은 '암세포에 산소를 부족하게 하여 암을 더욱 증식시킬 것이냐?'에 대한 선택의 문제다.

고혈압은 운동·포화지방 섭취 제한·항산화식품 섭취 등을 통해서 산소 통로인 혈관이 정상화되면 자연 치유된다. 고혈압을 치유하면 암을 치유하는 인체 환경이 조성되는 것이다.

암 증식을 막기 위해서는 혈압약을 먹지 말아야 하지만, 당장 끊기가 불안하다면 혈압이 낮아지는 섭생을 하면서 주기적으로 혈압약 미복용 상태의 '진성혈압'을 체크해 보아야 한다. 그리고 혈압이 낮아지는 단계에 따라 점진적으로 양을 줄여 목표 혈압 또는 안전 혈압 (140mmHg 혹은 150mmHg, 혹은 160mmHg) 이하로 내려가면 혈압약을 끊고 혈압이 근본적으로 개선되는 생활을 지속하면 된다.

고혈압과 암은 산소부족으로 인해 발생한다. 고혈압은 산소부족 현상을 해결하기 위한 인체의 자구책이며 혈압을 높여서라도 산소부족을 해결하지 못하면 결국 암이 되는 것이다. 고혈압이 두렵다면 산소가 잘 공급되는 방향으로의 자연 치유를 해야 한다. 산소를 더욱 부족하게 만드는 혈압약 처방은 인체로서는 최악의 상황을 만드는 것이다. 따라서 암 환자는 혈압약 복용에 신중에 신중을 기해야 한다. 고혈압에 대한 보다 깊이 있는 내용은 '**고혈압 산소가 답이다**' 책을 참고하길 바란다.

제6부

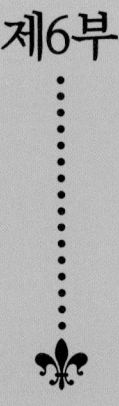

암 치유 기획과 식단

식품은 암 발생은 물론 치유에 큰 영향을 미친다.
어떤 식품을 섭취하느냐에 따라 혈류가 결정되므로
암을 자연 치유하기 위해서는 식단이 중요하다.

# 1 암 자연 치유의 단계

■ 암 환자나 환자 가족들은 생존을 위해 최선을 다하지만, 현실적으로 본인의 의도와는 달리 암을 악화시키는 처방을 받는 경우가 많다. 항암제와 같은 암 치료방법은 통증·구토·메스꺼움·식욕부진·감염·불면증·전신피로 등의 부작용이 동반된다. 이러한 증상은 연탄가스에 노출되는 것과 같은 극심한 산소 결핍 증상이다. 그럼에도 불구하고 환자들은 그러한 부작용을 호전반응으로 오해한다.

지방에서 자연치유센터를 운영하는 한 대체의학자는 암 환자에게 약을 처방한 후 구토, 식욕부진, 전신피로 등의 산소 결핍 증상이 나타나자 그것을 명현반응이라며 계속 복용하라고 권했다고 한다. 환자는 독자 상담을 통해 그것이 명현 반응이 아닌 죽음의 신호임을 깨닫고 약 복용을 중단하여 위험을 면했다.

암이 치유되는 단계는 단순하고도 명료하다. 몸이 가벼워지고 식욕이 회복되는 등 몸 상태가 좋아지는 반응이 나타나면 암의 증식이 멈추고 암세포가 점차 작아지다가 결국 암이 없어진다. 이것이 암이 치유되는 전형적인 단계이다.

### ▣ 암이 자연 치유되는 단계

**\*\* 1단계 : 호전반응이 나타난다.**

암이 자연 치유 되는 첫 단계는 몸 상태가 호전된다는 것이다. 호전이라는 것은 식욕 회복 · 통증 감소 · 무기력증과 피로의 감소 · 운동 능력의 향상 등을 의미한다. 이러한 반응은 세포에 산소가 원활하게 공급되어 나타나는 현상이다. 치유 과정에서 이러한 변화가 나타나는 것은 일단 정상세포가 건강해지고 있음을 알려주는 신호다. 이 반응은 물리적으로 암이 제거되거나 축소될 때 나타나는 부작용과 전혀 다르다.

산소 결핍을 해결하는 처방인지, 아니면 산소 결핍을 증폭시키는 처방인지 여부를 판단하는 것이 매우 중요하다. 즉, 구토 · 통증 · 불면증 · 전신피로 · 식욕부진 · 불면증 · 메스꺼움 · 감염 · 어지러움 등의 증세가 개선되면 산소가 잘 공급되는 처방이고, 반대로 그러한 증상이 더 심해지면 산소 공급을 방해하는 처방이다. 암을 자연 치유한 사람의 말을 들어보라. "어떤 섭생을 했더니, 즉시 혹은 며칠 내 식욕이 생기고 숙면할 수 있게 되었고, 구토 · 메스꺼움 · 두통 등이 사라졌다."며 그 섭생을 지속한 결과 암을 극복했다고 한다.

**\*\* 2단계 : 암 증식 속도가 느려진다.**

어떤 처방으로 산소공급이 잘 된다면 암세포의 증식이 느려지고 정상세포가 암세포로 변이하는 것을 막을 수 있다. 또한, 산소가 충분히 공급되면 면역력이 높아지고 암 증식이 억제되므로 "암세포가 이전보다 조금밖에 커지지 않았다."는 진단을 받게 될 것이다. 그리고 이전보다 증식 속도가 줄었다면 암이 치유되기 시작하는 것이다.

**\*\* 3단계 : 암의 증식이 멈춘다.**

세포에 산소가 충분하게 공급되면 더 이상 암이 발생하지 않고, 면역력 향상으로 기존 암세포의 증식이 억제되고 통증도 사라진다. 기존 암세포의 증식이 멈추었다면 암세포보다 5,000배 혹은 10,000배 가까이 큰 정상세포와 면역력이 버티고 있으므로 이미 암 극복이 시작된 것이다. 이전에는 증식하던 암세포가 있었는데도 사망하지 않았으므로 증식이 멈추었다면 사망할 가능성은 더더욱 없다. 말기암으로 고통받다가 건강을 회복한 사람 중에는 과거의 암이 증식을 멈춘 상태에서 10년 이상 건강하게 사는 사람들도 적지 않다.

**\*\* 4단계 : 암이 줄어든다.**

장기간에 걸쳐 세포에 충분한 산소가 공급되면 당 대사를 하던 암세포는 산소 대사를 통해 정상세포로 바뀌고 그들 중 이미 수명을 다한 세포는 자연사$^{Apoptosis}$한다.

항산화성분을 섭취하면 혈관 통로가 열려 산소 공급이 원활해지므로 암 덩어리 중심부에서 멀리 떨어져 있는 작은 암세포부터 정상 세포로 바뀌거나 자연사한다. 이 상태라면 암세포를 줄일 수 있을 만큼의 산소가 공급되고 강한 면역력을 갖고 있으므로 암이 생기기 이전보다 더 건강해진다.

**❋❋ 5단계 : 암이 사라진다.**

한번 와해된 암세포 조직은 가속도가 붙어 급속하게 줄어들고 이내 거짓말처럼 사라진다. 마치 얼음을 녹일 때 처음에는 열을 가해도 빨리 녹지 않다가 한번 녹기 시작하면 급속도로 녹아내리는 것과 같은 원리다. 암이 치유되면 암에 걸리기 이전보다도 훨씬 건강한 몸으로 회복된다. 암을 자연 치유한 사람은 "저런 사람이 암 환자였나?" 할 정도로 건강해 보이며 혈색은 물론 피부도 좋고 나이도 젊어 보인다.

이처럼 몸에 긍정적인 변화가 나타나는 방향으로 처방해야 한다. 암 환자가 이러한 과정을 단계별로 점검하면서 치유에 임한다면 방향성을 잃지 않고 암을 극복할 수 있다.

## 2 암 치유 자기 기획

■ 암은 빨리 증식하지도 않지만, 인체 환경이 바뀌어야 하므로 치유되는 속도 또한 매우 더디다. 따라서 장기적이고도 체계적인 계획을 세워 규칙적으로 실천하는 것이 중요하다. 암 진단을 받으면 암이 무엇이며, 왜 발생했는지, 암이 인체에 어떤 영향을 주는지 등 암에 대하여 공부해야 한다. 당장 암 치료에 효과 있는 처방을 하는 것도 중요하지만, 암 치료에 역행하는 처방을 받지 않는 것이 더욱 중요하다. 암에 대하여 충분히 이해하지 못한 상태에서 성급하게 수술이나 항암 치료를 받아서는 안 된다.

한번 잘라낸 장기를 다시 되돌릴 수 없고 항암제와 같은 맹독성의 화학 물질에 의해 받은 타격은 회복이 매우 어렵다. 따라서 다양한 가능성을 열어놓고 다양한 분야를 통해 정보를 얻고 엄선하여 종합적으로 판단해야 한다. 암을 치료하려다가 오히려 생명을 잃는 것이 현실이므로 조금이라도 의문이 생기면 다양한 경로를 통해 본질적인 내용을 알아보고 처방을 받아야 한다.

### ▣ 당장 해야 할 것은 바로 실천하라.

흡연·과로·스트레스·오염된 환경 등을 피하고, 기름지거나 튀긴 음식 대신 항산화식품을 섭취하며 유산소 운동처럼 논란의 여지가 없는 암 치유에 도움이 되는 바른 처방은 바로바로 실천해야 한다.

암은 수십 년간 만성적인 산소결핍으로 인해 발생한 것인 만큼 특별한 경우(극한 스트레스, 항암제 등)가 아니면 급속도로 커지지도 않으며, 혹 조금 더 커진다고 해도 생명을 위협하지는 못한다. 당황하거나 서두르지 말고 암에 대하여 이해가 충분한 상태에서 본질적인 치료 계획을 세우는 것이 바람직하다.

### ▣ 잘못된 생활방식을 분석하고 개선 계획을 세운다.

혹자는 "나는 담배도 안 피우고 술도 안 먹고 반듯하게 살아와서 암에 걸릴 이유가 없는데 암이라니 도무지 이해가 안 된다."고 말하는 환자들이 있다. 사실 암에 걸릴 줄 알면서 암에 걸리는 생활을 하는 사람은 별로 없을 것이다. 암에 걸렸다면 자신이 알지 못했을 뿐 반드시 암에 걸릴만한 생활을 했기 때문이다. 흡연이나 공기가 탁한 곳에서의 생활, 태운 고기 혹은 포화지방 섭취, 항산화식품을 멀리했거나 스트레스, 장기간의 과로, 주변 사람들과 원한 관계 등 암이 생긴 각자의 분명한 이유가 있다. 생활방식 중에서 무엇이 잘못되었는지 분석하여 잘못된 생활에서 탈피하는 것이 진정한 암 치유이다.

▣ **생활개선 계획을 세운다.**

암 환자는 반드시 잘못된 생활방식을 바르게 바꾸는 방향으로 접근해야 한다. 그것은 세포에 산소를 충분히 공급하는 것이다. 충분한 산소를 공급하는 방법에는 외부적인 방법과 인체 구조적 개선 방법이 있다.

그 세부 방법은,
첫째, 산소공급 계획을 세운다.
이전보다 산소를 더 많이 공급할 수 있는 계획을 세워야 한다. 실내 환기, 가스레인지 사용 제한, 옷가지 등에서 나오는 미세먼지로 인한 실내 환경오염을 피하고 공기가 맑은 곳에서의 산책 등에 대한 계획을 세워야 한다. 또한, 실내 혹은 실외 운동에 관한 규칙적인 생활개선 계획을 세워서 자신의 체력과 환경에 맞는 운동으로 더 많은 산소가 공급되도록 해야 한다.

둘째, 식단을 개선한다.
가공식품, 상한 음식, 냉동식품, 포화지방 등 섭취하지 말아야 할 식품 목록을 만들고 채소, 과일, 항산화식품 등 섭취해야 식단을 계획한다. 육식을 해야 한다면 지방분해 효소가 들어 있는 새우젓이나 양파, 마늘, 생강, 채소, 제철 과일 등과 함께 섭취하는 계획을 세운다. 일일이 식단을 만들기 힘들면 최소한 어떤 유형의 식품은 줄이고 어떤 유형의 식품을 더 섭취할 것인지 기본적인 방향만이라도 설정한다. 구체적으로 말하면, 육식 위주의 식단에서 육식과 채식의 균형을 맞추는 식단을 계획하는 것이다.

암 환자는 소화 흡수력이 많이 떨어진 상태이므로 영양소를 고려한 식단이 필요하다. 예를 들면 현미 잡곡이나 쌀겨(미강)와 같이 영양이 듬뿍 들어 있는 식단 계획을 세우는 것이 바람직하다. 다만 소화 흡수가 안 될 경우 발효 혹은 숙성시켜 섭취하는 것도 좋은 방법이다. 또한, 들기름이나 올리브유, 아마씨유, 등푸른생선, 미꾸라지 등 불포화지방산이 많은 식품을 골고루 섭취하는 계획도 세운다.

◼ **암 치유 식약재를 선정한다.**

식단을 통해서도 몸 상태가 개선될 수 있지만, 시간이 오래 걸리므로 암을 극복하는 데 있어서 식약재는 필수적인 요소다. 식약재는 음식처럼 장기 복용할 수 있는 식약재와 약성이 좀 더 강한 약초로 나누어 볼 수 있는데, 약성이 강하면 대체로 독성도 있으므로 가능하면 인삼, 마늘, 양파, 엉겅퀴, 미나리, 우엉과 같이 장복할 수 있는 식약재를 선정하는 것이 바람직하다. 그러한 식약재는 독성이 거의 없으므로 장복하더라도 간에 부담이 없을 뿐만 아니라 구하기 쉽고 비용도 저렴하다는 장점이 있다.

### ▣ 원인질병이 있는 경우

신장병·당뇨·비염과 같이 산소 공급에 직결되는 질병을 그대로 방치한 채 암을 치유하려고 하면 치유가 안 되거나 더딜 수 있다. 따라서 이러한 질병을 동반한 경우 암 치유와 함께 원인질병을 호전시킬 수 있는 식약재를 선정하면 더 큰 효과를 볼 수 있다.

### ▣ 직업에 대한 결정

암 환자는 모든 역량을 암 치료에 집중해야 하므로 직업(직장)으로 인해 많은 스트레스를 받고 있다면 일시적으로 직장 생활을 그만두는 것도 고려해야 한다. 단, 암의 상태가 위중하지 않고, 즐거운 마음으로 많이 움직일 수 있는 직업이라면 도움이 될 수 있으므로 굳이 그만둘 필요는 없다. 최선의 선택은 공기가 맑은 곳에서 즐겁고 자연스럽게 많이 움직일 수 있는 직업이 좋다. 취미 삼아 자신의 약초를 구할 겸 산에 오를 수 있다면 암 치유에 더할 나위 없이 좋은 직업이라고 할 수 있다.

# 3 암 환자가 피해야 할 식품

■ 암 치유에서 식생활은 정신적 요인 다음으로 큰 영향을 미친다. 식품에 따라 산소결핍을 해소하는 식품이 있는가 하면 산소 결핍을 유발하는 식품도 있으므로 세심하게 신경 써야 한다.

▣ **가공식품 섭취를 제한한다.**

식품첨가제는 유통과정에서 식품이 부패하는 것을 방지하고 원하는 맛을 내기 위해 첨가된다. 주로 아질산나트륨, L-글루탐산나트륨, 안식향산나트륨 등이 사용되는데 자양강장제에도 이러한 첨가제가 들어간다. 식품첨가제는 활성산소를 발생시키고 면역력에도 악영향을 준다.

일본 후생성의 분석에 의하면 성인이 하루에 섭취하는 식품첨가제의 양은 무려 21g이나 된다고 밝혔는데, 1년에 7.5kg 섭취한다.

시중에서 판매하는 햄, 소시지, 베이컨, 어묵 등에서 아질산나트륨은 물론 타르 색소까지 검출되었다. 과자, 즉석커피, 피자에도 발암 물질인 아크릴아마이드가 1,000ppm 이상 들어 있고, 각종 탄산음료에도 암을 유발하는 안식향산나트륨이 들어 있다.

식품첨가제는 소화력에도 나쁜 영향을 준다. 일반 국수를 먹은 경우 2시간 후 대부분 소화되었지만, 라면을 먹으면 12시간까지도 소화되지 않은 사실이 유튜브에 공개된 바 있다. 식품 첨가제가 들어있는 식품은 소화력이 떨어진 암 환자에게는 해롭다.

■ 산성식품을 줄여라.

주식으로 섭취하는 탄수화물과 지방, 단백질은 산성식품이다. 산성식품을 과다하게 섭취하면 세포가 산화되어 혈류가 나빠지므로 산성식품 위주의 식단을 피해야 한다. 특히 콜라, 수돗물, 설탕, 과일주스 등은 강력한 산성식품이므로 섭취를 줄여야 한다.

■ 양약을 줄여라.

매우 강력한 산성 성분인 감기약, 혈압약, 심장약 등 양약은 산화환원전위치가 +500 내외로 세포를 산화시켜 암을 유발한다. 당장 위급한 상황이 아니라면 양약을 복용하지 않는 것이 좋다.

■ 찬밥이나 냉장음식을 피하라.

흔히 음식을 냉장이나 냉동하면 문제가 없을 것으로 생각하지만, 식자재는 채취한 직후부터 비타민, 효소 등 각종 영양소가 파괴되며 열을 가하는 등 가공 후에는 산화가 급속도로 진행된다. 가능하면 신선한 채소와 즉석에서 조리한 음식을 먹는 것이 좋다.

■ 과식을 피하라.

체내로 들어간 음식물은 혈관을 타고 세포로 흡수되어 포도당으로 바뀌고 포도당은 미토콘드리아에서 산소와 결합하여 ATP라는 생체 에너지로 전환되어 에너지로 사용된다. 이 과정에서 산소가 부족하면 불완전 연소로 인해 활성산소가 발생한다. 즉, 섭취한 음식량에 비례하여 활성산소가 발생한다는 얘기다.

부산대 정희영 교수가 '열량 섭취와 활성산소와의 관계'를 알아보기 위해 4주간의 쥐 실험을 했다. 한쪽 쥐는 자유식을 하도록 했고, 다른 쪽은 상대적으로 섭취 열량을 40% 적게 먹였다. 그 결과 소식을 한 쥐의 경우 활성산소가 20% 적었고 평균 수명은 40% 가까이 더 길었다.

KBS가 인제대 서울 백병원 강재원 교수에 의뢰하여 30~40대의 남녀 6명을 대상으로 현재 섭취하는 열량보다 30%를 줄여서 4주간 실험했다. 그 결과 활성산소 발생이 억제됨과 동시에 평균 산소 섭취 능력이 17%나 증가하는 결과가 나타났다.

미국 국립노화연구소의 연구결과에서도 30%만큼 소식한 원숭이는 수명이 30%나 길었다.

소식이 장수의 비결이라는 사실은 많은 연구 결과에서 밝혀졌는데 그 이유는 바로 활성산소의 발생량이 적기 때문이다. 활성산소는 대사물을 산화시켜 혈류를 방해하고 혈전으로 인해 혈관을 좁게 만들어 산소공급을 방해한다.

■ **설탕 섭취를 줄여라.**

설탕을 섭취하면 혈액의 점도가 높아져 혈류를 방해할 뿐만 아니라 중성지방을 증가시켜 이차적으로 산소공급을 방해한다. 게다가 설탕은 면역력을 크게 위축시키므로 암이 증식하는 인체 환경이 조성된다.

스웨덴의 캐롤린스카 연구소는 약 8만 명의 성인 남녀를 대상으로 설탕과 췌장암의 발병률에 대하여 연구한 결과, 평소에 설탕이 들어 있는 음식을 많이 섭취한 그룹이 그렇지 않은 그룹에 비해 췌장암 발병이 두 배 가까이 높다는 사실을 밝혔다.

설탕이 췌장암 발병률을 높이는 이유는 설탕이 중성지방을 증가시키고 백혈구를 무력화시키기 때문이다. 이처럼 설탕은 산소 공급을 방해할 뿐만 아니라 백혈구를 무력화시켜 췌장암뿐만 아니라 모든 암 발생 가능성을 높인다.

### ▣ 포화지방을 줄여라.

지방에는 불포화지방과 포화지방이 있다. 그중 상온에서 굳는 성질을 가진 포화지방산은 고지혈증을 유발하고 혈류를 방해할 뿐만 아니라, 혈관을 좁게 만들어 동맥경화를 유발한다. 따라서 돼지고기·소고기·닭고기 등의 지방 섭취를 줄이고, 섭취할 때에는 지방을 제거하고 먹는 것이 좋다.

### ▣ 트랜스지방을 줄인다.

트랜스지방은 이동성과 보관성을 높이기 위해 불포화지방산에 수소를 첨가하여 고체화시킨 지방이며, 포화지방보다 높은 온도에서도 고체 상태가 된다. 트랜스지방은 과자, 피자, 팝콘, 빵 등을 만들 때 사용된다. 트랜스지방은 혈관의 경직도를 높이고 혈류를 방해하며 암을 유발한다. 그리고 트랜스지방은 그 비율만큼 EFA(필수지방산) 효과를 감소시키므로 그만큼 체내의 산소전달 능력을 떨어뜨려 결국 암을 유발한다.

불포화지방인 참기름, 들기름, 올리브유는 일정 온도 이상 가열하면 트랜스지방으로 변하므로 높은 온도로 가열하지 않는 것이 좋다.

◼ **금주하라.**

"술이 암을 유발한다." "아니다, 적당한 음주는 건강에 좋다."는 등 논란이 많다. 이와 같은 논란이 많은 이유는 술이 암을 유발하는 기전을 명백하게 밝히지 못했기 때문이다.

암의 본질을 통해 그 논란을 정리해 보자. KBS가 하루 평균 한 잔의 술(소주)을 마시면 암 위험도는 25%, 습관적 음주는 유방암을 12배나 증가시키는 것으로 밝혔다. 그렇다면 음주가 암을 유발하는 이유는 무엇일까? 몸에서는 술로 인한 독성을 처리하기 위해 많은 에너지를 소모하므로 많은 활성산소가 발생하여 암을 유발한다. 그리고 활성산소로 인해 NK세포가 파괴되어 면역력이 떨어지고, 죽은 면역세포는 노폐물이 되어 혈중산소포화도가 낮아진다.

술을 마시면 판단력과 집중력은 떨어지고 두통과 졸음 및 일시적으로 기억력 상실과 언어장애 및 인지장애 증상이 나타나는 이유도 뇌세포에 산소가 부족해져 나타나는 현상이다. 술 먹고 "필름이 끊겼다."고 하는 것은 이러한 메커니즘으로 인해 알코올이 산소 결핍을 초래하여 뇌세포의 에너지 대사가 제대로 이루어지지 못하기 때문이다.

일각에서는 술이 혈관을 확장시켜 혈액순환을 촉진한다고 말하는데 그것은 일시적 현상일 뿐이며 장기적으로는 활성산소 발생으로 인해 산소공급을 방해한다.

결론적으로 술은 산소결핍을 초래하여 암을 유발하고 면역력을 저하시키므로 암이 증식하는 인체 환경을 만든다. "술이 몸에 좋다, 나쁘다."하는 논란도 많지만 이로써 논란을 잠재울 수 있을 것이다.

■ 굽거나 태운 음식을 먹지 말자.

고기를 숯불에 구우면 PAH의 일종인 벤조피렌을 비롯한 20여 종의 발암물질이 발생한다. 고기를 불판에 구우면 굽기 전보다 PAH가 2배 증가하며 이에 반해 숯불에 구우면 140배나 증가한다. 탄 음식에서 발생하는 PAH는 연료나 담배에서 발생하는 일산화탄소와 유사한 발암 물질로서 인체의 산소 흡수를 방해한다.

이에 대한 동물실험 결과로 서울대 약대에서 실험쥐의 피부 조직에 일주일에 두 번씩 벤조피렌을 바른 결과 10주 후에 피부암이 발생했다는 실험 결과를 발표한 바 있다. 태운 음식은 아깝다고 먹지 말고 버리는 것이 좋다.

■ 몸에 해로운 용기는 사용하지 말자.

자신도 모르는 사이에 중금속이 체내에 흡수되면 활성산소가 발생하여 암을 유발한다. 코팅 프라이팬은 음식물이 들러붙는 것을 방지하기 위해 PFOA라는 중금속으로 코팅 처리를 한 것이다. 조리 시 코팅 프라이팬을 사용하면 중금속이 음식물에 흡수되어 체내로 들어와 암을 유발한다.

특히 식재료에 소금을 넣고 코팅 프라이팬에서 조리하면 소금의 중금속 흡착력에 의해 많은 PFOA가 음식물에 흡착된다. 따라서 마지막 조리 단계에서 소금을 넣거나 유해하지 않은 용기에 음식물을 옮긴 후 소금을 넣으면 프라이팬 사용에 따른 중금속 피해를 줄일 수 있다.

이러한 문제로부터 자유롭기 위해서는 코팅되지 않은 스테인리스 프라이팬이나 돌 프라이팬을 사용하는 것이 바람직하다. 또한, 플라스틱을 가열하면 환경호르몬이 나와서 각종 암을 유발하므로 플라스틱 용기 사용을 줄이고 조금 불편하더라도 유리·도자기·옹기 그릇을 사용하는 것이 바람직하다.

### ■ 아말감을 제거하라.

충치 치료에 사용하는 아말감은 수은과 주석을 각각 50%씩 혼합하여 만든다. 수은과 주석은 상온에서도 계속 유해가스가 발생하는 중금속이다. 아말감이 치아에 들어 있으면 암은 물론 아토피에도 큰 영향을 미친다. 만약 암 환자가 아말감으로 치아를 때워 사용하고 있다면 즉시 제거해야 한다.

### ■ 미네랄제제 섭취는 신중하라.

미네랄이 인체에 중요한 역할을 한다는 사실과 체내 미네랄 결핍을 이유로 미네랄제제를 먹는 사람이 적지 않다. 미네랄이 중요하고 필요하므로 충분히 섭취해야 하는 것은 맞지만, 인체에 필요한 미네랄은 제약사의 미네랄제제가 아니고 식물성 미네랄이다.

미네랄에는 중립자 미네랄·이온화 미네랄·킬레이트화 미네랄·중금속 등이 있다. 중금속은 인체에 매우 해로운 미네랄이고, 중립자 미네랄은 중금속의 흡수를 막는 효과는 있지만 인체 흡수율이 10% 내외로 매우 낮고 흡수될 때 많은 활성산소가 발생한다. 흡수되지 않은 미네랄은 장기조직에 침전되어 콜레스테롤과 함께 결석을 만든다. 이온화 미네랄은 인체 흡수가 좀 더 용이하나 킬레이트화가 되지 않은 경우 킬레에트화 과정에서 산소가 소모되고 활성산소가 발생한다.

인체에서 부작용 없이 흡수할 수 있는 미네랄은 아미노산과 같은 유기화합물로 킬레이트(감싼다)화한 식물성 미네랄뿐이다.

미네랄제제는 이온화 혹은 킬레이트화가 되지 않아 위장장애, 변비, 설사, 신장병, 뇌졸중, 심근경색, 심부전 등 많은 부작용이 보고되고 있다. 미네랄에 대하여는 아직 학계가 제대로 정리하지 못한 내용이 적지 않고 혼란스러워하고 있는데 보다 깊은 지식이 필요하다면 저자의 '소금, 오해를 풀면 건강이 보인다' 책의 '6부, 소금과 미네랄'에서 상세하게 다루었으니 참고 바란다.

## 4 건강 식단 만들기

■ 암 환자에게 있어서 식단은 매우 중요하다. 어떤 식품을 섭취하느냐에 따라 산소를 잘 전달할 수 있는 인체 구조가 될 수도 있고 그 반대의 상태가 되기도 한다. 따라서 산소 결핍을 해결하는 데 도움이 되는 섭생 즉, 혈액이 맑아지고 활성산소를 줄이고 혈액의 점도를 낮추는 식단으로 바꾸어야 한다. 그렇다면 암을 치유하고 예방하는 식품 섭취 방법을 알아보자.

▣ 알칼리성 식품을 섭취한다.

과일, 채소 등은 다양한 미네랄이 함유된 알칼리성 식품으로서 탄수화물 · 단백질 · 지방으로 인한 세포의 산성화를 막는 역할을 한다. 우리가 섭취하는 주식은 대부분 산성 식품이므로 알칼리성 식품을 보충해 주어야 세포의 산성화를 막을 수 있다.

◼ **항산화식품을 섭취한다.**

과일, 채소, 뿌리 식물, 씨앗 등에는 많은 항산화성분이 들어 있어 체내 활성산소의 발생을 억제하고 독소를 배출한다. 녹차의 카테킨·토마토의 리코펜·검붉은 색 과일의 안토시아닌·각종 비타민과 미네랄이 있는 과일과 채소에는 다양한 항산화성분이 들어 있으므로 신선한 녹황색 채소를 골고루 섭취하는 것이 바람직하다.

암 환자는 제철 과일과 신선한 녹황색의 채소를 4~5가지 이상 매일 섭취하는 것이 좋다. 과일에는 비타민과 미네랄 등 항산화성분이 많지만, 당이 많은 산성식품이므로 지나치게 많은 양을 섭취하는 것은 좋지 않다. 그리고 껍질에 유효 성분이 많이 들어 있으므로 껍질째 먹는 것이 좋으며, 농약이 걱정되면 소금물에 담갔다가 흐르는 물에 씻어 먹으면 된다. 다만 위중한 암 환자는 소화 흡수력이 약하므로 삶아서 주스 형태로 섭취하면 좋다.

◼ **지방분해 효소가 많은 식품을 섭취한다.**

육류나 설탕 섭취량이 많으면 콜레스테롤이나 중성지방이 증가한다. 그러므로 콜레스테롤 분해 효소가 많은 파, 마늘, 양파, 된장, 버섯, 인삼, 새우젓 등을 함께 섭취하면 콜레스테롤과 중성지방을 줄일 수 있다.

■ 불포화 지방을 섭취한다.

등푸른생선·미꾸라지·장어·견과류·들기름·올리브유 등에 많이 들어있는 불포화지방산은 혈액을 맑게 해주며 세포벽을 불포화시켜서 세포의 산소 흡수를 돕는다.

■ 조미료 대신 식초를 사용한다.

화학조미료 사용을 금하고 현미나 식물, 과일 등을 발효하여 만든 천연식초를 사용하는 것이 좋다. 천연식초에는 필수아미노산이 다량 들어 있어서 소화 및 대사를 돕고 항체 생성을 촉진하여 면역력을 높인다. 특히 과일로 만든 식초는 다양한 비타민과 구연산, 사과산 같은 유기산이 풍부하여 독성물질을 배출하고 젖산과 지방을 분해하며 혈액을 맑게 해준다. 식초를 꾸준히 섭취하여 암을 치료한 사례가 적지 않다. 일상생활에서 구하기도 쉽고 먹기에 부담 없는 식초는 암 환자의 필수 식품이라고 할 수 있다. 식초는 직접 섭취하기보다 식품에 첨가하여 꾸준히 섭취하는 것이 좋다.

■ 현미 잡곡밥을 섭취한다.

소화에 어려움이 없다면 백미보다는 현미와 잡곡밥을 섭취하는 것이 바람직하다. 쌀눈에는 95% 이상의 영양소가 들어 있는데, 쌀의 95% 이상의 영양소를 제거한 것이 백미이다. 즉, 현미를 먹으면 같은 양의 백미 20배 만큼의 영양분을 섭취하는 것과 같다. 현미에는 탄수화물, 단백질, 미네랄, 아미노산, 칼슘, 각종 비타민B군 등 필수 영양소 22종이 들어 있고 백미보다 비타민 E는 4배, 칼슘은 8배 더 많다.

현미 쌀겨의 '옥타코사놀'은 생리활성 물질로서 에너지 대사를 촉진해 주므로 지방을 분해하여 체내에 콜레스테롤이 쌓이지 않게 해준다. 콜레스테롤이 제거되면 혈류가 개선되어 세포에 산소공급이 원활해진다.

잡곡밥에는 백미에 없는 다양한 영양소가 들어 있다. 특히 콩은 밭에서 나는 쇠고기라 할 만큼 양질의 단백질이 다량 들어 있고, 이소플라본 성분은 항산화·항균·콜레스테롤 저하 등의 역할을 하므로 혈액순환 개선에 도움이 된다.

▣ 발효식품을 섭취한다.

필수아미노산이 풍부하고 해독력과 항암성이 검증된 된장을 매끼 식사 때마다 반드시 섭취하는 것이 좋다. 국내는 물론 일본의 장수노인들은 매일 된장을 섭취한다. 그들이 장수한 이유는 된장의 필수 아미노산과 양질의 소금 덕분이다.

또한, 항균·항바이러스 및 면역력을 높여주는 김치도 빼놓지 말아야 할 음식이다. 일각에서는 된장이나 김치도 염분 때문에 제한하라고 하지만 전혀 근거 없는 잘못된 주장이다. 된장·김치·고추장·간장 등은 임상적으로 항암성이 검증된 식품이므로 식사 때마다 꾸준히 섭취하는 것이 좋다.

◼ 차(녹차, 감잎차 등)나 인삼, 홍삼을 꾸준히 섭취한다.

녹차의 카테킨 성분은 중금속을 배출하고, 뛰어난 항균력을 가지고 있을 뿐만 아니라 지방을 분해하는 효능이 뛰어나다. 또한, 녹차의 카테킨 속에 들어있는 EGCG 성분은 항균 및 항바이러스 효능이 매우 탁월하다. 이 성분은 O157 대장균 · 비브리오균 · 황색포도상구균 · 살모넬라균 · 리스테리아균 등 각종 세균을 사멸하는 효능이 있으며 중금속을 배출하는 효과가 크다. 중금속이 배출되면 활성산소가 줄어들어 암을 예방할 수 있다.

일본 사이다마 현 암 연구센터 나카지 박사팀의 연구 결과에 의하면, 하루 10잔 이상의 녹차를 마시면 폐암이 64% 감소했고, 대장암은 52%, 간암은 45%, 위암은 20%의 감소율을 나타냈다. 녹차를 하루 10잔 이상 마실 경우에 하루 3잔 마시는 사람보다 남자는 3.4세 여자는 6.5세의 수명이 연장된다는 사실도 밝혔다.

그리고 홍삼에는 20여 가지의 사포닌과 다당체가 풍부하게 함유되어 있어서 혈전을 제거하고 중성지방을 분해하는 효능이 매우 뛰어나다. 혈전이 제거되고 중성지방이 분해되면 혈류가 개선된다. 그로인해 세포에 충분한 산소가 공급되어 암을 예방할 수 있다. 인삼이나 홍삼의 항암 효능은 많은 논문을 통해 검증되었는데 특히 국산 제품이 가장 우수하다.

### ▣ 유기질 미네랄을 섭취한다.

미네랄은 비타민과 함께 효소작용을 돕고 각종 대사를 원활하게 하는 역할을 하므로 항산화식품의 인체 효능을 높인다. 그러면 활성산소가 억제되어 세포에 충분한 산소가 공급되므로 암을 예방할 수 있다. 미네랄은 무기질과 유기질로 나뉘는데, 아미노산과 같은 유기화합물로 킬레이트화(감싼다)하여 흡수한 유기질 미네랄을 섭취해야 한다. 특히 뿌리 식물이나 해조류에는 나트륨을 비롯하여 칼슘, 칼륨, 마그네슘 등 다량의 식물성 미네랄이 들어 있다.

### ▣ 신선한 식품을 먹자.

신선한 식품에는 인체에 필요한 다양한 영양소가 들어 있지만 채소의 경우 채취 후 네 시간이 지나면 영양소가 50%가량 파괴된다. 게다가 냉장이나 냉동식품은 겉으로 보기에는 신선도가 유지되는 것 같지만, 실제는 대부분 산화가 진행된다. 산화된 음식은 산화환원전위치가 플러스(+)로 되어 체내 지방세포를 급속하게 산화시키므로 그 결과 혈관을 막아 암의 진행을 촉진한다.

건강이 좋지 않은 사람들의 냉장고에는 남은 음식을 아까워서 버리지 못하고 수개월씩 냉동 보관하는 공통점이 있는데 이러한 식품을 섭취하면 몸이 산성화되므로 과감하게 정리하는 것이 좋다.

이와는 반대로 10~15일간의 생채식을 하여 혈압이 정상으로 회복된 사례가 있다. 혈압이 정상으로 돌아왔다는 것은 외부로부터 공급받은 산소를 세포에 잘 전달할 수 있는 인체구조가 되었다는 뜻이다. 그것은 바로 막혔던 혈관이 열리고 혈액 순환이 원활해져 암이 치유되는 인체 환경으로 바뀌는 것이다. 생식은 화식보다 산화환원전위치가 매우 낮다. 따라서 세포의 산화를 막아 혈류를 개선함으로 암 치유 효과를 볼 수 있다.

■ 소식하라.

암이 진행되면 소화불량으로 인해 대부분 식욕부진을 겪는다. 만약 소화불량인 암 환자가 과식하면 대사 부산물(독소)이 노폐물로 쌓여 혈류를 방해한다. 암 환자는 이미 산소가 부족한데 소화 과정에서 다량의 산소가 소모되어 산소결핍이 더욱 심해진다.

야생에 사는 동물은 병으로 죽지 않는다고 한다. 그 이유는, 동물들은 병들고 아프면 깊은 산 속으로 들어가 몇 날 며칠이고 굶기를 반복하다가 건강을 회복하여 다시 정상적인 생활을 한다고 한다.

금식하면 소화 및 대사 과정에서 발생하는 독소가 감소하므로 혈류가 개선되어 세포에 산소 공급이 원활해진다. 식욕부진의 문제를 안고 있는 암 환자에게 소식하라는 것은 아니다. 억지로 먹어서 도움이 되는 것은 아니라는 의미이다. 식욕이 없어서 자연적으로 소식하는 환자에게 음식을 더 줄이라는 말로 오해하면 안 된다. 부담될 정도로 억지로 많이 먹는 것은 독이 된다는 뜻이다.

### ◩ 오랫동안 씹어 먹자.

성격이 급한 사람들은 음식도 빨리 먹는 경향이 있는데 가능하면 오랫동안 꼭꼭 씹어서 먹는 것이 좋다. 음식을 많이 씹으면 침을 통해서 아밀라아제, 리파아제와 같은 소화효소가 잘 분비되므로 영양분의 소화 흡수가 쉬워진다.

TV조선에 출연한 바 있는 O익현 씨는 간경화에서 폐까지 암이 발병했다. 병원 치료를 포기하고 음식을 오래 씹어 먹으면서 건강이 회복되었다고 한다. 그는 죽조차도 150번에서 200번씩 씹는다고 한다. 심지어 식전에 먹는 사과 주스나 미나리 생즙까지도 씹어서 먹었다. 물론 그가 암 극복을 위해 실천한 것이 오래 씹어 먹은 것이 전부는 아니지만, 오래 씹어 먹음으로써 소화 효소가 잘 분비되어 암 치료에 도움이 된 것만은 분명하다.

음식물을 섭취할 때 분비되는 침 1ℓ에 0.4g의 효소가 나온다고 알려졌다. 밥을 국물에 말아 먹지 말라는 이유도 음식이 위장으로 빨리 넘어가지 않도록 함으로써 오래 씹게 하기 위함이다.

◾ **따뜻한 음식(열성 식품)을 먹는다.**

암 환자는 대체로 냉증을 앓고 있다. 순환이 좋지 않아 몸이 냉한 것으로 산소 전달력이 떨어졌다는 것을 의미한다. 체온은 섭취하는 음식 온도와 냉성 음식이냐 혹은 열성 음식이냐에 따라서도 영향을 받는다. 따라서 암 환자는 따뜻한 음식과 마늘·고추와 같은 열성 음식을 섭취하는 것이 좋다.

◾ **산성과 알칼리성의 균형을 맞춰라.**

식품에는 탄소·수소·산소 성분 등이 들어 있는 탄수화물·단백질·지방 등의 산성식품이 있고 칼슘·칼륨·나트륨·마그네슘이 많이 들어 있는 과일이나 채소와 같은 알칼리성 식품이 있다. 산성식품은 주로 영양분으로 이용되고 알칼리성식품은 대사를 돕는 역할을 한다. 섭취한 음식물의 대사를 위해 알칼리성 식품을 충분히 섭취하면 대사가 활발해지고 세포의 산성화를 막을 수 있다.

◾ **소화효소가 많은 식품을 섭취하라.**

위암·대장암·소장암·췌장암·간암 등은 음식물 소화·흡수에 직접적인 영향을 준다. 하지만 소화기관이 아닌 다른 부위의 암이라고 해도 소화기 계통에서 산소가 부족할 뿐만 아니라 효소도 부족하므로 소화 흡수력이 떨어져 영양이 결핍될 가능성이 매우 크다.

몸에는 수천 가지의 효소가 존재하며 각각의 작용이 있다. 대표적인 효소로는 탄수화물을 분해하는 아밀라아제, 단백질을 분해하는 프로테아제, 지방을 분해하는 리파아제, 그리고 중간대사 효소인 락타아제 및 셀룰라아제가 있다.

효소는 과일이나 식물의 열매에 많이 들어 있다. 탄수화물 분해 효소인 아밀라아제는 옥수수·콩·호박·녹두·무·천마 등에 많이 들어 있고, 단백질 분해 효소인 프로테아제는 키위·파인애플·파파인·배·사과·달걀·생선·닭고기·능이·견과류·무 등에 많다. 또한, 지방 분해 효소인 리파아제는 콩·밀·옥수수수염·참깨·새우젓·녹차·고추·참나무 버섯·고구마·가지·오이·녹두·마늘·파·양파·땅콩 등에 많다.

기타 중간대사 효소인 셀룰라아제는 빵·시금치 줄기·호박 줄기에 많고, 락타아제는 우유에 많이 들어 있다. 따라서 음식을 섭취할 때 이러한 음식들의 궁합을 맞추어서 섭취하는 것이 좋다.

특히 육류 섭취 시 마늘이나 옻나무·엄나무·상황버섯·말굽버섯과 같은 지방분해 효소가 많은 식품과 함께 섭취하면 지방의 소화 흡수가 촉진된다. 능이는 단백질 소화 효소가 매우 많아 육류를 먹을 때 함께 섭취하면 허기를 느낄 정도로 소화가 매우 빠르다. 또한, 새우젓을 넣은 새우젓 무국은 탄수화물·단백질은 물론 지방의 분해를 촉진하므로 소화력이 떨어진 암 환자에게 매우 좋다.

그런데 소화에 필요한 효소를 충분히 섭취하려면 많은 양의 효소가 들어있는 식품을 섭취해야 한다. 암 환자의 경우 장내 미생물이 부족하여 흡수력이 떨어지므로 효소가 농축된 제품을 섭취하는 것을 고려해 볼 수 있다. 일반적으로 알려진 설탕 발효추출액에는 효소가 거의 없고 당이 높으므로 효소 균주로 발효시킨 제품을 섭취해야 한다.

■ 된장을 적정량 섭취하라.

된장에는 양질의 소금이 다량 들어 있다. 소금 성분 중 염소(Cl)는 위액의 주성분이다. 따라서 체내에 소금이 충분해야 위액이 잘 분비되어 소화가 잘된다. 간장게장을 밥도둑이라고 하는 이유도 그 때문이다.

된장에는 20여 가지의 필수 아미노산이 들어 있는데 아미노산은 콩 단백질이 발효과정을 통해 분해된 것으로 소화 과정을 한 단계 거친 것이므로 체내 흡수가 빠르다. 게다가 된장 속에 들어 있는 양질의 소금이 중금속과 지방을 배설함으로써 면역력을 높여주고 콜레스테롤을 낮춰 주므로 혈액순환에 도움이 된다.

■ 양질의 단백질을 섭취하라.

콩은 양질의 단백질이 들어 있어 최고의 식품이라고 알려졌다. 그리고 불포화 지방산을 포함한 생선의 단백질 또한 유익한 식품이다. 또한, 육류에도 양질의 단백질이 다량 들어 있으므로 포화지방이 적은 단백질을 섭취하는 것은 문제 될 것이 없다. 육류 중에서 오리고기는 포화지방이 적고 불포화지방이 많으므로 혈액의 점도를 높이지 않는다.

◼ 면역력을 높여주는 주스를 마신다.

면역력을 높일 수 있는 식이요법으로 면역 주스가 있다. 면역 주스란 항산화성분과 비타민, 미네랄, 섬유소, 오메가3 등의 성분이 풍부한 토마토, 양배추, 브로콜리, 당근 등을 삶은 후 제철 과일을 넣고 들깻가루를 넣어서 함께 먹는 것이다. 아침과 저녁 식사 30분 전에 한 컵 정도 마시면 세포의 산화를 막고 혈액을 맑게 하므로 산소전달을 원활하게 하여 면역력을 높일 수 있다.

◼ 감사한 마음으로 먹자.

감사한 마음으로 먹느냐, 아니면 불평하면서 먹느냐에 따라 음식이 인체에 미치는 영향이 달라진다. 음식에 대한 이미지가 좋으면 맛있고 즐겁게 먹을 수 있다. 음식을 먹을 수 있는 소화력이 있다는 것과 음식을 만들어준 사람과 음식의 재료를 내려준 신에게 감사하는 마음을 갖는 것도 좋은 자세다.

# 제7부

## 암을 치유하는 식약재

식약재는 암 환자에게 필수 식단이다.
암을 극복한 사람들은
대다수
식약재를 섭취했다.
자신에게 맞는 식약재를 선정하여 섭생하면
암을 보다 빨리 극복할 수 있다.

# 1
# 식약재를 준비하는 자세

■ 식약재는 식품처럼 장복해야 하므로 자신에게 맞는 것을 신중하게 선택해야 한다. 믿을 만한 전문가로부터 추천받는 방법도 있지만, 어느 정도 지식이 있다면 자신이 결정하는 것이 좋다.

▣ 가능하면 자신이 직접 준비 하라.

거동이 불편하거나 중환자가 아니라면 약초 채취와 가공 과정은 본인 스스로 하는 것이 좋다. 스스로 준비하면 많이 움직이게 되고 잡념도 버릴 수 있으며 약초의 특성을 몸으로 느끼고 배우며 정리할 수 있기 때문이다. 암을 극복한 사람들은 제대로 걸을 수 없어서 다리를 질질 끌거나 보행 보조기를 달고 다니면서도 스스로 자신에게 필요한 약재를 준비한 사람들이 적지 않다. 이러한 과정을 통해 암을 치유한 사례가 많으며 2~3년 실천하면 자신도 모르는 사이에 보통 사람 이상으로 건강해져 있다는 사실을 체험할 것이다.

### ◼ 약초 전문가가 되라.

그동안 잡초로 여겨왔던 풀들이 항암에 효과가 있다는 사실이 밝혀지고 있다. 약초를 채취하다 보면 자연스럽게 운동량도 늘어나면서 암과 관련된 약초에 대하여 배울 수 있다. 자신의 건강에 관심을 갖고 즐거운 마음으로 1~2년 정도 실천하면 준전문가는 될 수 있다.

암을 극복한 사람들은 대부분 암과 관련된 식약재 혹은 약초에 대하여 전문가가 되었다. 방송 사례자로 출연하여 약초의 암 치료 효과에 대하여 설명하기도 했다. 뇌종양을 치료한 O각규 씨를 비롯하여 유방암을 극복한 O미선 씨, 림프샘 암의 O주연 씨, 부신암과 신장암을 극복한 O병식 씨 등도 암을 이긴 약초 전문가로 방송에 소개되었다.

암 환자가 들이나 산으로 다니면 무엇보다 맑은 공기(산소)를 마시고 음이온과 피톤치드에 접하게 된다. 그리고 자연과 함께하면 마음에 안정과 평안을 느끼면서 스트레스가 해소되므로 암 치유에 큰 효과를 얻을 수 있다.


### ◼ 선택한 식약재에 대하여 확신을 가져라.

암이라는 진단을 받으면 누구나 당황한다. 그래서 환자나 가족 모두 평상심을 잃고 우왕좌왕하게 되고 판단력이 흐려진다. 그래서 '암에 뭐가 좋다'고 하면 그 본질을 알아보지도 않고 맹신하고 따른다. 원리적인 설명을 하면 "결론만 말하라, 결론적으로 어떻게 하면 되는지

방법만 딱 부러지게 말하라."고 한다.

하지만 원리 따위는 필요 없다는 태도는 참으로 위험천만한 자세다. 만약 그 정보를 알려준 사람의 판단에 오류가 있거나 다른 목적이 있어서 왜곡 정보를 주었다면 어떻게 할 것인가? 그럴 경우 책임을 물을 수도 없으며 책임을 물어봐야 이미 지나간 일이다. 자신의 논리 없이 전문가의 말이라고 맹신하면 잘못된 정보에 휘둘리거나 위험하게 될 수 있다.

암은 일반적으로 생각하는 것처럼 그렇게 빨리 증식하는 세포가 아니다. 암은 방치해도 대체로 최소 4~5년을 경과해야 두 배 혹은 세 배 정도 커질 뿐이다. 물론 자신도 모르는 사이에 줄어드는 경우도 적지 않다.

당황하여 서두르다가 이런저런 속설에 흔들려서는 절대로 안 된다. 여유를 가지고 기전이 확실한 방법을 공부한 뒤에 효과가 검증된 식약재를 선택하여 섭취해야 중도에 포기하지 않고 효과를 볼 수 있다.

위암 환자였던 O준환 씨는 인삼을 6개월 먹고 나서야 효과가 나타났다고 한다. 암 환자로서 6개월이란 짧은 기간이 아니다. 그가 만약 인삼의 암 효능에 대한 확신이 없었다면 중도에 포기했을 것이다.

■ **맹신하지 말고 원리로 이해하라.**

어떤 약초를 먹고 암이 나았다는 방송이 나오면 그 식물은 씨가 마른다는 말이 있다. 대체로 방송에 나오는 정보는 신뢰할 수 있지만, 일부 방송에서는 스스로 '이 방송 내용은 과학적으로 전혀 검증되지 않았다.'고 밝히고 진행하듯이 바른 정보만 제공하는 것은 아니다. 그리고 그것이 사실일지라도 개인별로 산소가 결핍된 원인요소가 다르므로 누구나 같은 효과를 볼 수 있는 것은 아니다.

따라서 기전 즉, 논리와 실험과 사례로 검증된 것인지를 알아보아야 한다. 흔한 예로 "암 환자는 산삼을 먹어라, 산삼을 먹어서는 안 된다." 혹은 "저염식 하라, 충분한 염분을 섭취하라."고 하는 등 상반된 주장이 나오는데 자칫 오보를 받아들이면 치명상을 입을 수 있으므로 반드시 자신의 논리로 판단할 수 있어야 한다.

■ **선택한 방법은 꾸준히 실천하라.**

암에 좋은 식품이나 약초들이 많으므로 어떤 것을 선택할지 우왕좌왕하거나 정보가 나올 때마다 따라가며 이것저것 해 보다가 정작 어느 것 하나 제대로 실천하지 못하는 경우가 적지 않다.

한 가지 방법을 꾸준하게 실천하지 않고 자주 바꾸면 자신이 선택한 방법에 대한 효과의 여부를 판단할 수 없다. 효과를 검증하려면 적어도 몇 주에서 1~2개월은 섭취해야 한다.

급한 마음에 여러 가지 재료를 한꺼번에 섭취하면 어느 식약재에서 효과를 본 것인지 판단하기 어려우므로 바람직하지 않다. 약효를 확인하려면 하나씩 적용해 보아야 어떤 약재가 부작용이 있는지 혹은 자신의 몸에 맞는지 판단할 수 있다.

판단이 어려우면 관련 전문가(관련된 의사나 대체의학자, 한의사, 자연 의학자, 약초 전문가)의 의견을 구하는 것이 바람직하다.

■ 자신의 형편을 고려하라.

암에 좋은 식약재나 치료방법으로는 각종 산야초 추출물, 산삼, 항암 버섯, 해독요법, 고압산소요법, 면역요법 등을 비롯하여 다양하다.

가격이 너무 비싸면 형편상 처방을 받기 어려울 수도 있다. 하지만 비싸지 않으면서도 유사한 효과를 얻을 수 있는 식약재가 적지 않다. 쑥이나 민들레, 엉겅퀴, 씀바귀, 마늘, 양파, 우엉, 오디, 키위, 토마토, 더덕, 산당귀, 개똥쑥, 천연발효 식초 등은 항암성이 뛰어나고 저렴한 가격으로도 구할 수 있으며 산과 들에서 직접 구하거나 만들 수 있는 식약재다.

■ 이해 관계인의 말은 한 번 더 알아보라.

방송이나 지식 in, 각종 건강 관련 카페, 약초 카페 등에 많은 정보가 올라오지만 바른 정보를 차단하기 위한 역정보도 적지 않다. 같은 식약재를 두고도 "효과가 있다, 없다." 혹은 "부작용이 있다, 없다."는 등 전문가마다 주장이 다르다. 사실로 알고 말할수도 있겠지만, 일부 이해관계인들의 의도된 왜곡 정보도 있다. 특정 식약재의 가격이 저렴하면서도 구하기 쉽고 치료 효과가 크다면 환자를 대상으로 영리활동을 하는 이해관계인으로서는 불편할 것이다.

예를 들어 개똥쑥은 구하려고 마음만 먹으면 들이나 개울가에 흔하다. 그렇게 흔한 개똥쑥에 기존 항암제보다 1,200배의 항암 효과가 있으며 부작용은 없다는 사실이 암 환자들에게 알려지면, 고가의 치료제를 사용하는 병원으로서는 부담스러운 일이다. 그래서 "과대광고 혹은 의료법 위반"이라며 법으로 단속하거나 "검증되지 않았다."는 말로 환자들에게 불신을 심어주는 역정보를 흘릴 수 있다.

효소 특집을 다룬 한 방송에서 암 전문가가 "최근 방송을 통한 효소 열풍으로 인해 머리가 아프다."고 말하는 것을 보았다. 이에 대하여 한 가정의학과 전문의는 "도대체 효소에 뭐가 해로운 것이 있느냐?"며 암 전문의의 주장을 반박한다. 그러자 암 전문의는 "효소도 법으로 제재해야 한다."고 말했다. 물론 암 전문의가 정말로 그렇게 판단했을 수도 있겠지만, 수많은 환자가 효과를 보았다고 하면 환자 중심으로 검증 혹은 기전을 밝히는 노력이 필요한데 오히려 혼란을 부채질한다. 이러한 일은 정보 제공자의 이해관계로 인해 발생하는 현상이다.

그리고 다른 형태로 혼란과 불안감을 부추기는 경우도 있다. 대개 방송에서 누군가가 어떤 약재를 장복하여 암이 나았다고 하면 전문가가 나와서 "효과가 검증되지 않았고 부작용이 있을 수 있으니 전문가와 상담하라."고 말한다. 이미 검증된 사실까지 단서를 달아 환자나 시청자들에게 불안감을 심어주는 것은 바람직하지 않다. 이로인해 암환자가 치료 기회를 놓칠 수도 있다.

물론 전문가 상담을 받는 것이 필요하다. 그러나 환자 입장에서는 전문가의 말을 맹신하여 막연한 불신을 갖지 말고 본질을 알아보는 노력이 필요하다. 그런 주장이 사실인지 혹은 부작용이 있는지, 어떻게 하면 부작용을 피할 수 있는지에 대하여 전문가에게 조언을 구하는 것이 좋다.

### ▣ 증상별로 약재를 구분하라.

모든 약재는 궁극적으로 대부분의 장기 조직에 긍정적인 영향을 주지만 각 약재별로 장기에 미치는 영향이 다르다. 개다래와 같은 식약재는 특별히 신장을 좋게 하여 요소·요산·노폐물 배출에 좋고, 미나리·엉겅퀴·헛개나무 열매 같은 식약재는 해독력이 있어 간 회복을 돕는다. 그로 인해 몸 전체적으로 산소가 부족한 것을 해결해 줌으로써 암이 치유되는 것이다.

　자신에게 효과가 있는 약재를 만나면 반드시 기록해 두어야 한다. 어떤 증상에 어떤 약재를 사용했는지, 어떤 반응이 있었는지, 어디서 구했는지, 어떤 방법으로 섭취했는지 기록해 놓으면 나중에 좋은 참고 자료가 된다. 특히 식약재별로 어떠한 반응을 보였는지를 기록해 두면 증상에 따라 처방할 수 있다. 예를 들어 특정 식약재를 섭취했더니 소변이 잘 나온다면 신장 기능을 돕는 식약재이고, 몸이 가벼워지면 대사를 잘되게 하는 식약재이다. 소화가 잘되면 위장의 대사를 돕는 식약재이고 배변이 잘되면 장의 기능을 좋게 하는 식약재이다. 시력이 밝아지면 항산화 기능이 뛰어나 활성산소를 제거하는 효능이 뛰어난 식약재이다. 이와 같은 각각의 반응을 기록해 두었다가 나중에 같은 증상이 나타나면 사용하면 된다.

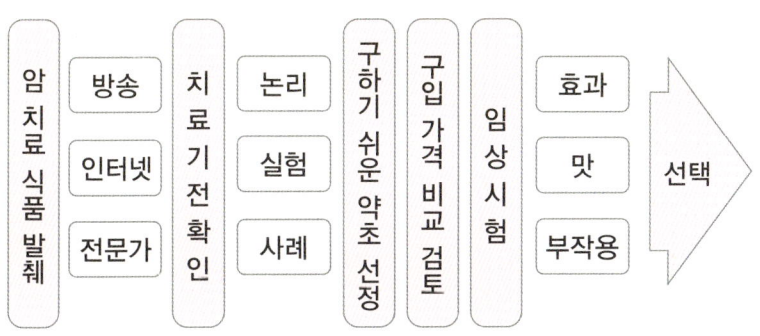

❖ 윤태호의 암 치유 약초 선정 프로세스 ❖

◼ 맹신하지 마라.

누군가로부터 "어떤 식약재를 먹으면 며칠 혹은 한두 달 내에 암이 낫는다."는 말을 듣는다면 의심을 해 보아야 한다. 암의 진행 정도에 따라 다르지만, 만약 암이 급속하게 치료되는 경우는 예외 없이 부작용이 동반되거나 과장일 가능성이 있다.

자연 요법으로는 수술이나 항암제처럼 즉시 혹은 한두 달 내에 암세포가 없어지지 않는다. 암은 수십 년에 걸쳐 생긴 것이므로 치유되는 데에도 최소 몇 개월은 걸린다. 그렇다고 해서 암에 걸릴 때처럼 오래 걸리는 것은 아니다. 섭생을 바로 하면 인체의 자연 치유력과 더불어 암에 걸릴 때보다는 훨씬 더 빨리 치유된다.

## 2 식약재 선정 프로그램

■ 만약 환자별로 산소결핍이 발생한 요소가 무엇인지 정확히 분석하고 그 요소를 제거하는 치료 성분을 알아낸다면 그것이야말로 진정한 의미에서의 맞춤형 암 치유 방법이다. 하지만 어혈 요소별 항산화 성분을 표준화하는 것은 국가 기관이나 대규모 연구이 기관이 아니면 매우 어려운 일이다.

그렇다면 암 환자는 어떻게 해야 할까? 그 방법은 각자가 임상시험을 하여 자신에게 맞는 약초를 찾아내는 것이다. 자신과 같은 암을 치료했다는 약재들을 모아서, 그중 자신의 몸에 산소결핍(암)을 만든 원인 요소를 해결할 수 있는지 임상시험을 할 수 있다. 임상이라고 하면 거창해 보이지만 이미 임상을 거친 검증된 식약재 중에서 선택만 하면 되므로 그리 어려운 일은 아니다. 식약재를 섭취했을 때 나타나는 단계별 호전반응을 이해하고 판단하여 적용한다면 식약재 선정 및 처방에서 안전성과 효과를 담보할 수 있다.

### ▣ 식약재 선정 단계

**1단계 : 같은 암을 극복한 사례자를 찾아라.**

제도권에서 암 극복(치유) 방법을 제시하지 못하는 것이 현실인 점을 고려하면, 특정 질병에 대하여 가장 잘 아는 사람은 의사가 아니고 그 질병을 스스로 치료한 경험자일 것이다. 그들은 자신의 암을 치료하기 위해 시행착오를 겪어가면서 이런저런 체험을 했기 때문이다.

사례자가 암 치유의 상세한 메커니즘을 밝히지 못한다 해도 암을 극복한 것은 사실이다. 예를 들면 인삼을 먹고 위암이 나았다든가, 돌배 효소를 먹고 폐암이 나은 사례, 겨우살이나 생강나무를 먹고 말기의 뇌종양을 극복한 사례, 엉겅퀴를 먹고 말기의 담낭암을 치료한 사례 처럼 생활을 바꾸면 같은 효과를 볼 수 있다.

단, 하나의 사례만으로는 부족하므로 그에 대한 다수의 사례가 있는지 알아보아야 한다. 다수의 사례가 있다면 신뢰할 수 있으며 효과를 기대할 수 있다.

**2단계 : 기전을 확인한다.**

누군가가 암을 극복한 것이 사실일지라도 그가 주장하는 방법 때문이라고 단정할 수는 없다. 왜냐하면, 그가 어떤 약초나 어떤 처방을 한 것이 사실이라고 해도 그가 말한 방법 이외의 또 다른 방법을 병행 했을 수 있기 때문이다. 자신도 인식하지 못하면서 실천했던 다양한 방법들이 상호 긍정적인 영향을 줘서 암 치료에 시너지 효과를 주었을 수도 있다.

예를 들어 돌미나리 생즙을 먹고 간암을 완치했을 경우 본인은 돌미나리 생즙을 먹고 간암이 완치되었다고 주장하지만, 돌미나리를 섭취한 것 외에 물과 된장도 많이 먹고, 등산하고, 매사에 긍정적인 생활을 하는 등의 노력을 병행 했다면 그러한 것이 암 치유에 도움을 주었을 것이다.

따라서 어떤 식약재를 먹고 암이 치유되었다면 그 식약재에 들어있는 유효성분이 무엇이며 어떤 기전으로 암을 치료하는지 알아보아야 한다.

기전 또한 단순하게 어떤 항암 성분 때문이라는 주장만으로는 부족하므로 그 약재에 들어있는 특정 성분이 인체에 어떻게 작용하여 암이 치료되는지를 알아야 한다. 그리고 만약 특정한 치료 방법 혹은 식약재가 진정 암의 원인을 제거하는 데 도움이 되느냐고 물었을 때, 그 메커니즘을 설명하지 못하거나, 들어도 이해가 안 된다면 신중하게 재고해 보아야 한다. 다만 기전은 원인을 정확히 알았을 때에만 밝힐 수 있으므로 원인을 모르면 기전을 밝힐 수 없다.

하지만 원인을 모른다고 하여 모두 진실이 아닌것은 아니다. 원인을 모를 경우에는 다수의 사례와 실험으로 검증한 결과가 있다면 신뢰할 수 있다.

3단계 : 부작용을 알아본다.

암을 치료하는 식약재는 독성이 없는 식약재가 있는가 하면 독성이나 다른 부작용이 있는 식약재도 있다. 독성이 있는 식약재를 장복할 경우 간에 부담을 준다. 암을 치료하기 위한 식약재는 종류가 수없이 많으므로 굳이 부작용을 감수하면서까지 독성이 있는 식약재를 선택할 이유가 없다.

따라서 자신과 같은 암을 치료한 식약재 중에서 독성과 부작용이 없는 식약재를 선택하되 자신의 몸 상태에 맞는 것을 선택한다.

4단계 : 평가한다.

각각의 암에 대한 효능이 있는 식약재에 대한 평가를 통해 결정한다. 식약재는 다음과 같은 내용을 평가한다.

** 호전반응이 있는 것을 택하라.

암 환자는 소화 흡수력이 약하므로 입맛이 없는 것이 특징이다. 그런데 어떤 식약재를 섭취한 후 입맛이 좋아지고 소화가 잘되고 기력이 회복된다면 자신에게 잘 맞는 식약재이다.

** 자신의 기호에 맞는 것을 택하라.

누구에게나 기호에 맞는 식약재도 있지만, 식약재에 따라 먹기가 매우 불편한 것도 있다. '천마'라는 약초는 뇌경색이나 뇌종양에 탁월한 효과가 있지만, 냄새가 고약하여 비위가 약한 환자가 먹기에는 크게 불편할 수 있다. 요로법(자신의 오줌을 먹음) 역시도 비위가 약한 사람에게는 고역이다. 맛도 없고 비위가 약해서 먹는 것 자체가 어렵다면 그것 또한 스트레스다. 장기간 먹어야 하는 만큼 자신의 기호에 맞는 약재를 선택하는 것이 바람직하다.

**✱✱ 구하기 쉬운가?**
암 치료를 위한 약재로 손색이 없다고 하더라도 구하기 어렵지 않아야 한다. 예를 들면 산삼처럼 항암에 큰 효과가 있지만 여기저기 백방으로 수소문해야 구할 수 있는 것이라면 식약재로는 바람직하지 못하다.

**✱✱ 준비가 용이해야 한다.**
식약재는 준비 과정이 불편하지 않은 것이 좋다. 준비하는 데 시간이 오래 걸리고 절차가 복잡하다면 힘에 겨워 지칠 수 있다. 바로 먹을 수 있으면 가장 좋고 한 번 정도 달여 먹는 것이라면 무난하다.

**✱✱ 비용이 부담되지 않을 것**
아무리 약효가 뛰어나도 산삼처럼 지나치게 비싸면 그림의 떡일 수도 있다. 우리나라에는 산삼에 버금가는 약초가 산과 들에 많이 있다. 길에서 흔히 밟히는 질경이부터 잡초로 골치 아픈 쇠비름과 환삼덩굴 등 항암성을 가진 풀들이 많다. 조금만 관심을 가지면 큰 비용을 들이지 않고도 자신에게 맞는 식약재를 구할 수 있다.

**❋❋ 자신의 체질에 맞을 것**

자신이 냉성 체질인지 열성 체질인지에 따라 약재를 달리 선정한다. 암환자는 대부분 냉성이므로 될 수 있으면 냉성의 약재는 피하고 열성의 식약재를 선정하는 것이 바람직하다. 다만 열성의 식약재가 다수라면 일부 냉성의 식약재를 혼용해도 무방하다.

**5단계 : 평가하여 선정한다.**

치료 사례가 있고 기전이 분명한 복수의 식약재를 찾은 후 평가 항목을 정해 최종적으로 결정한다.

❖ 식약재 선정 매트리스 사례 ❖

| 식약재 | 준비성 | 체 질 | 가공성 | 가 격 | 구입성 | 총 점 |
|--------|--------|-------|--------|-------|--------|-------|
| A | 5 | 5 | 3 | 5 | 5 | 23 |
| B | 2 | 3 | 2 | 1 | 4 | 12 |
| C | 4 | 3 | 5 | 2 | 3 | 17 |
| D | 2 | 5 | 1 | 3 | 3 | 14 |
| E | 3 | 1 | 2 | 5 | 4 | 15 |

6단계 : 시험적용

임상적인 과정을 거친 식약재라도 개인별로 효과가 다르게 나타나므로 자신에게 맞는지 임상 시험을 한다. 먼저 제1 순위의 식약재를 통해 간략한 임상 시험을 한다. 임상 시험 결과 호전반응이 나타나면 주된 식약재로 선정하면 되는데, 호전반응은 대략 일주일 정도면 알 수 있다. 만약 호전반응이 없으면 2순위의 것을 임상 시험한다. (호전반응 판단 방법은 암 자연 치유의 단계 참조)

7단계 : 부식약재를 선정한다.

만약 시험적용을 통해 최종적으로 주식약재가 결정되면 함께 섭취할 부식약재를 3~5가지 추가하여 주식약재와 함께 섭취한다. 부식약재를 선정할 때에도 자신의 체질을 고려하여 선정한다.

철저한 임상을 하려면 복합 식약재에 대하여도 각각 앞에서 제시한 방법으로 순위를 매겨 선정한다. 혹 다양한 약재를 섭취하면 문제가 되는 것은 아닌지 염려될 수 있겠지만 식약재 하나하나에 독성이나 부작용만 없다면 특별히 문제가 되지 않는다. 100가지 혹은 200가지 약초를 넣어 만든 발효추출액이 인체에 매우 유익하다는 사실은 이 주장의 타당성을 뒷받침한다.

선택한 약초는 약으로만 먹지 말고, 달인 물을 모든 음식에 넣어 조리하는 것도 좋은 방법이다. 이러한 약초들은 대부분 음식의 맛을 살리고 음식(특히 육류)의 잡내를 없애주므로 식욕 향상에 도움이 된다.

### ■ 다양한 효과를 보기 위한 식약재 선정

개개인에게 산소결핍 현상을 만드는 요인은 한 두 가지가 아닐 가능성이 높으므로 다양한 식재료를 혼합하여 섭취하면 더욱 광범위한 효과를 볼 수 있다.

약재에 들어 있는 성분마다 분자 구조가 다르므로 한약을 조제할 때에도 보통 15가지 정도의 약재를 함께 사용하는 것이다.

같은 항산화성분이라도 산소결핍을 만든 원인에 따라 효과가 조금씩 다르게 나타난다. 이른바 "내 몸에는 어떤 것이 맞는다."고 하는 체질론이다. 따라서 다양한 식약재를 섭취하면 그중 자신에게 맞는 성분이 들어 있을 가능성이 그만큼 높아진다.

# 3 식약재 정보 얻기

■ 최근 건강이 화두로 떠오르면서 책, 방송, 인터넷, 카페 등에서 식약재에 대한 정보가 홍수를 이룬다. 정보는 많지만, 효과에 대한 의견이 분분한 만큼 자신에게 맞는 식약재를 잘 선택하는 지혜가 필요하다. 정확하지 않은 정보도 많고 일부에서는 고의로 혼란을 부추기는 내용도 있다. 혼란을 부추겨야 경제적 이익을 얻을 수 있는 직업을 가진 사람들 때문이다.

▣ 약초 동호회를 활용하라.

인터넷에 '카페정보메이트'라고 검색하면 분야별 카페가 나오는데 복수의 카페에 가입하여 활동하면서 정보를 얻을 수 있다. 약초를 판매하는 목적이 아닌 순수 약초 동호회 같은 곳에서 나오는 정보들은 대체로 과장하거나 의도적으로 왜곡하지 않는다.

약초동호회를 통해 교류하면 환자였던 사람들은 동병상련의 정서가 있으므로 아낌없이 정보를 알려주며 필요한 약초를 나눠 주기도 한다.

▣ **암 관련 카페에 가입하여 활동하라.**

암과 관련된 카페는 수백 곳에 이를 정도로 많다. 카페에 가입하여 정기모임이나 산행 모임이 있을 때 참석하면 자신과 같은 암을 극복한 사람이나 치유 중인 사람들을 만날 수 있다. 그들이 어떻게 했는지 그 과정을 들어보면 자신의 치료 방향을 잡는 데 큰 도움을 얻을 수 있다.

암 환자들은 동병상련의 마음을 갖고 있어 쉽게 친해질 수 있으므로 서로에게 큰 힘이 될 수 있다. 하지만 경험자 중 초보자를 잘 안내하고 배려하는 사람이 있는가 하면 앞만 보고 나아가는 사람도 있으므로 서로의 처지를 이해하고 피차간 배려하는 회원을 만나는 것은 매우 소중한 일이다. 회원 상호 간에 정보를 나누다 보면 미처 알지 못했던 유익한 정보를 얻을 수 있다. 그리고 암을 이긴 사람들과 어울리다 보면 자신에게도 그들처럼 놀라운 일이 일어날 것이다.

# 4 식약재의 호전반응

■ 식약재를 꾸준히 섭취하기 위해서는 식약재가 자신의 체질에 맞는지 초기에 판단하는 것이 중요하다. 그렇다면 식약재의 반응을 통해 암이 치료되는 식약재인지의 여부를 판단하는 방법을 알아보자.

◩ 필수적인 호전반응

** 식욕이 회복되고 소화가 잘된다.

식약재로 암을 자연 치유한 사람들의 공통점이 있다. 그것은 "어떤 식약재를 먹었더니 입맛이 생겨서 밥을 먹을 수 있었다."는 것이다.

식욕이 회복되었다는 것은 소화와 대사가 잘 된다는 것이고 그 식약재의 유효한 성분이 체내 산소공급을 원활하게 해주었다는 것을 의미한다.

**✶✶ 음식을 먹을 때 구토나 거부감이 없다.**

음식을 먹었을 때 소화와 흡수를 할 수 없으므로 몸에서 거부하는 반응이 구토다. 특정 식약재를 섭취한 후 이전과 달리 구토나 거부감이 줄었다는 것은 소화 및 흡수가 잘되고 있다는 것이다.

**✶✶ 몸이 가벼워지고 기력이 생긴다.**

체내에서 대사가 되어야 에너지가 생기고 힘을 쓸 수 있게 된다. 만약 외부적인 환경은 같은데도 이전보다 기력이 생기고 몸이 가벼워졌다면 이전보다 세포에 산소가 잘 공급되고 있다는 신호다. 암을 치유한 사람들은 "어떤 섭생을 했더니 몸이 가벼워지더라."고 말하는 것도 그 때문이다.

어떤 이는 청국장을 먹은 후에, 어떤 이는 옻나무 추출액이나 엉겅퀴, 인삼 등을 먹었더니 입맛이 회복되었다고 한다. 기력이 좋아지는 것은 암을 자연 치유한 사람들에게 예외 없이 나타나는 호전반응이므로 특정한 식약재를 섭취했을 때 기력이 회복되었다면 암 치유에 도움이 되는 것으로 판단하면 된다.

이와 같은 반응은 섭취 후 즉시 나타나기도 하고 며칠간 섭취한 후에 나타나기도 한다. 반응은 산소결핍 상태가 나쁜(중증) 환자일수록 즉각적이고 분명하게 나타난다. 암이 축소되지 않았더라도 호전반응이 있다면 확신을 갖고 계속 섭취하면 암을 치유할 수 있다.

**\* 몸이 따뜻해진다.

몸이 따뜻해진다는 것은 혈액순환이 잘된다는 것을 의미한다. 따라서 특정 식약재를 섭취한 후 체온이 높아졌다면 혈액순환 개선으로 세포에 산소와 영양공급이 잘 되어 암이 치유되는 것이다.

### ▣ 선택적 호전 반응

식약재를 섭취했을 때 호전 반응이 나타나기도 하고 나타나지 않기도 한다. 호전반응을 보이는 식약재는 암의 자연 치유에 도움이 되는 식약재이다. 다음은 식약재의 선택적 호전반응이다.

**\* 숙면을 취한다.

암 환자는 뇌세포에 산소가 부족하므로 숙면을 취하지 못한다. 잠자는 동안에는 호흡량이 줄어 산소공급량도 함께 줄어 숙면을 취하지 못하는 것이다. 잠자는 동안에는 산소 사용량도 줄지만 공급되는 산소의 양이 훨씬 더 줄어들어 암 환자는 정상인보다 산소결핍을 더욱 심하게 느낀다.

따라서 뇌는 산소를 더 공급받기 위해서 무의식중에 잠을 깨는 것이고, 수면 무호흡 환자가 무의식중에 일어나 앉아서 숨을 쉬는 것도 조금이라도 산소를 더 공급받기 위함이다. 만약 암 환자가 섭생의 변화를 주어 이전보다 숙면을 취할 수 있게 되었다면 체내에 산소 공급이 원활하게 되어 암이 치유되는 환경으로 바뀌는 것이다.

** 졸음이 없어진다.

암 환자는 몸 전반적으로 산소가 부족하여 시도 때도 없이 졸리고 나른해진다. 특정 식약재를 섭취하였더니 자기도 모르는 사이에 하품이 줄고 졸리는 증상이 개선되었다면 그 식약재가 암을 치유에 도움이 되고 있음을 의미한다.

** 정신이 맑아지고 어지럼증이 사라진다.

어떤 처방으로 인해 정신이 맑아지고 어지럼증이 사라졌다면 뇌세포에 산소가 잘 전달되고 있다는 것을 의미한다. 즉, 암이 치유되는 환경으로 인체 환경이 조성되고 있는 것이므로 흔들리지 말고 자신감을 갖고 계속 섭취해야 한다.

** 탁한 소변이 잘 빠져나온다.

소변이 잘 나오면 신장을 막고 있던 콜레스테롤, 활성산소, 혈전 등 몸속의 노폐물이 함께 배출된다. 특정 식약재 섭취 후 소변에서 독한 냄새가 난다면 몸에서 독소가 배출된 것이다. 일정 기간 약재를 계속 섭취한 후 탁한 소변이 더는 나오지 않는다고 해도 예방차원에서 꾸준히 섭취하는 것이 좋다. 소변으로 노폐물이 배출되면 혈액이 맑아져 산소공급이 잘 되어 암이 치유된다.

**\*\* 공기가 탁한 곳에서도 잘 견딘다.**

암 환자는 몸에 산소결핍이 심한 상태이므로 산소 농도에 민감하다. 만약 특정 약재를 먹었더니 공기가 탁한 곳에서도 이전보다 더 잘 견딜 수 있게 되었다면, 식약재로 인해 산소가 잘 전달되는 인체 구조로 바뀐 것이다.

**\*\* 오래 앉아 있을 수 있다.**

의자에 앉아 있거나 쪼그리고 있으면 호흡량이 줄어들고 순환장애로 인하여 산소결핍 현상이 발생한다. 만약 과거에는 오래 앉아 있지 못했는데 특정 식약재를 섭취한 결과 예전보다 오랫동안 앉아 있을 수 있게 되었다면 산소가 잘 전달되는 인체 구조로 바뀐 것이다.

### ■ 중기적 호전반응

자신의 몸에 맞는 식약재를 일정 기간(보통 2주 혹은 4주)섭취하면 반드시 구체적인 변화가 나타난다. 식약재 섭취로 인한 반응을 통해 암이 치료되고 있는지의 여부를 판단할 수 있다.

그 반응은,

✱✱ 통증이 줄어든다.

통증은 산소 결핍으로 인해 세포가 산소를 공급해 달라고 아우성치는 것이다. 가령 특정 식약재를 먹고 통증이 사라졌다면 그로 인해 혈류가 개선되어 산소공급이 잘되고 있다는 의미이다. 통증 완화 증상이 암 부위가 아닌 다른 부위에서 나타나더라도 암이 치유되는 환경으로 바뀌는 것이다. 통증 해소는 암이 치유되는 중요한 반응이므로 특정 식약재를 섭취했을 때 통증 완화 반응이 나타난다면 확신을 가지고 꾸준히 섭취해야 한다.

✱✱ 딱딱한 것이 물러지거나 없어진다.

암은 산소결핍으로 세포조직이 경화되어 조직이 단단하다. 그런데 특정 식약재 섭취 후 단단했던 조직이 부드럽게 변화하고 있다면 이미 암이 치유되고 있는 것이다. 유방암 같은 경우 스스로 진단이 가능하며 손으로 만질 수 없는 부위의 암세포도 줄어들고 있다고 보면 된다. 단단했던 조직이 부드러워지거나 크기가 줄어들면 머지않아 암은 사라진다.

✱✱ 혈압이 정상화된다.

고혈압이 정상 혈압으로 회복된 것은 혈액이 맑아져 세포에 산소가 잘 공급된다는 것이고, 반대로 저혈압이던 사람이 정상 혈압이 되었다면 혈류가 좋아져서 심장이 정상적으로 힘을 쓸 수 있게 된 것이다.

따라서 특정 식약재를 섭취하여 혈압이 정상화되었다면 그 특정 식약재에 항암 성분이 있다고 판단하면 된다.


**✱✱ 시력이 좋아진다.**

시력이 좋아진다는 것은 시신경 조직에 산소가 잘 공급되는 것을 의미한다. 그것은 곧 세포에 산소가 잘 전달되어 암이 치유되는 인체 환경이 조성된 것이다. 시력이 한번 나빠지면 회복되지 않는다고 하는데 그것은 사실이 아니다. 시력도 산소와 영양만 잘 공급되면 회복된다.

키위, 마늘, 양파, 블루베리 등 강력한 항산화식품을 장복하여 시력이 회복된 사례가 많으며 시력이 회복되는 환경으로 바뀌었다면 암도 함께 치유되는 것이다.


**✱✱ 잇몸 출혈이 없어진다.**

출혈은 세포에 산소가 극심하게 부족하므로 괴사하여 나타나는 것이다. 만약 자주 발생하던 잇몸의 출혈이 없어졌다면 괴사 증상이 개선된 것이며 세포에 산소공급이 잘되고 있다는 것을 의미한다. 따라서 암이 치유되는 인체 환경으로 바뀌는 것이다.

**\*\* 군살이 빠진다.**

내 몸에 맞는 식약재를 섭취하면 콜레스테롤이 분해 · 배출되므로 뱃살, 옆구리살 등 군살이 빠진다. 군살이 빠지면 혈액순환이 개선되어 세포에 산소 공급이 원활해지므로 암 치유에 도움이 된다.

**\*\* 감기에 잘 걸리지 않는다.**

암 환자는 건강한 사람보다 면역항체가 1/3 정도로 떨어지고 백혈구의 형태도 일그러진 상태이다. 이러한 상태로는 바이러스를 제압하지 못하여 감기에 취약하며 잘 낫지 않는다.

만약 식약재 섭취 후 감기에 잘 걸리지도 않게 되고 빨리 낫는다면 면역력이 강해진 것이므로 암이 치유되는 환경으로 바뀐 것이다.

**\*\* 근육 경련 등이 없어진다.**

근육 경련은 산소 결핍으로 인해 발생하는 증상으로 암 환자에게는 근육 경련이 나타날 가능성이 크다. 따라서 근육 경련 증상이 개선되었다면 산소공급이 잘 된다는 의미이며 암이 치유되는 인체 환경으로 조성되었다고 볼 수 있다.

**\*\* 상처가 잘 아문다.**

암 환자는 상처가 잘 아물지 않는다. 면역력이 떨어져 세균을 제압하지 못하기 때문인데 이전보다 상처가 잘 아문다면 면역력이 강해지고 암을 치유하는 몸 상태가 된 것이다.

**✱✱ 차고 저리고 시린 증상이 사라진다.**

몸이 시리거나 차다는 것은 혈액순환이 안 된다는 신호다. 특정한 섭생을 통해 이러한 증상이 개선되었다면 암이 치유되는 환경으로 바뀐 것을 의미한다. 암 치유의 청신호로 알고 같은 섭생을 계속하면 된다.

**✱✱ 혈색이 좋아진다.**

조혈 기능에 이상이 있으면 혈색이 나빠진다. 만약 특정 식약재를 섭취한 후 혈색이 좋아졌다면 혈액순환이 개선되는 것이다. 따라서 산소 공급이 용이해져 암이 치유된다.

이상의 증상은 암을 치유하는 과정에서 나타나는 매우 중요한 반응이며 이 가운데 한 가지 이상의 반응이 나타난다면 그 식약재가 자신에게 잘 맞는 식약재이다.

### ◾ 부작용이 있는 식약재 판단 방법

암 환자가 특정 식약재를 섭취했을 때 부작용이 나타난다면 즉시 중단해야 한다. 특히 그 부작용이 산소 결핍의 증상이라면 암을 증식시키므로 빠른 조처가 필요하다. 구토 · 두통 · 메스꺼움 · 식욕부진 등은 산소 결핍의 대표적 증상이다. 독버섯을 먹거나 연탄가스에 중독되어도 이러한 증상이 나타나는데 특히 증상의 원인이 식약재 때문이라면 정상세포가 큰 타격을 받기 때문에 암에는 치명적이다.

식약재를 섭취했을 때 나타나는 부작용으로 나타나는 증상은,

**\*\*** 혈압이 급속하게 떨어지거나 높아진다.

심장이 힘을 쓰지 못하면 혈압이 급격하게 떨어지거나 반대로 과도하게 힘을 써야 할 상황이 되면 혈압은 높아진다. 특정 식약재를 섭취한 후 급격한 혈압의 변화가 나타난다면 심장에 문제가 발생했거나 혈액순환이 나빠졌음을 의미한다. 시중에서 혈압을 낮춘다며 초오가 들어간 건강보조 식품이 유통되기도 했는데, 그 약을 먹고 여러 사람이 사망했다. 만약 특정 약재를 복용한 직후 혈압이 급격하게 변한다면 반드시 주의해야 한다.

**\*\*** 구토와 어지럼증이 나타난다.

구토나 어지럼증은 산소 결핍의 증상이다. 만약 특정 식약재를 섭취한 뒤에 이러한 증상이 나타난다면 즉시 중단해야 한다.

** 식욕이 떨어진다.

식욕이 떨어진다는 것은 대사기능에 장애가 있다는 것으로 식약재의 독성으로 인해 활성산소가 발생하기 때문이다. 그러한 반응을 보이는 식약재는 즉시 중단해야 한다.

** 손발이 저리다.

손발이 저리다는 것은 혈액 순환이 안 된다는 것을 의미한다. 심장이 힘을 쓰지 못하므로 세포에 혈액을 공급하지 못해서 나타나는 증상이다. 초오나 천남성 같은 약재는 약성도 있지만, 독성이 있기 때문에 일정량 이상을 섭취하면 심장의 힘이 약화하여 저혈압 증세나 손발의 저림 증상이 나타난다.

** 알레르기 증상이 나타난다.

알레르기는 몸속에 독성물질이 과다하게 들어올 경우 활성산소로 인해 면역력이 떨어져 나타나는 증상이다. 만약 알레르기를 일으키는 식약재가 있다면 독성물질이 들어 있으므로 즉시 중단해야 한다.

** 몸이 붓는다.

몸이 붓는 것은 이뇨가 안 되기 때문이다. 그러한 약재는 신장 기능에 악영향을 주므로 즉시 중단해야 한다. 일반 식품으로 섭취할 수 있는 식약재는 대체로 독성이 없지만 검증되지 않은 식약재라면 철저하게 검증해야 한다.

**\*\* 설사 증세가 나타난다.**

어떤 식약재를 섭취했을 때 설사가 나온다면 자신의 몸에 불필요하거나 소화·흡수를 하지 못하므로 받아들이지 않는 것이다. 같은 암에 같은 약초를 섭취해도 어떤 이는 소화가 잘되고 기력이 회복되지만 어떤 이는 설사증세가 나타나는 이유도 그 때문이다.

### ■ 식약재 명현반응

인체 환경이 획기적으로 개선될 때 명현 반응이 나타난다. 명현반응이 나타나는 이유는, 수면 세포에 산소가 공급되면 잠에서 깨어나서 산소를 더 공급해 달라고 신호를 보내는 것이다.

예를 들어 산삼과 같이 강력한 항산화성분이 들어 있는 식약재를 섭취하면 혈전이나 콜레스테롤, 어혈 등이 동시에 풀리면서 잠자던 수면 세포들이 깨어나 활동을 시작한다. 하지만 여전히 산소가 부족하여 산소를 더 공급해달라고 신호를 보내는 반응이다.

명현반응의 또 다른 이유는 한꺼번에 풀린 이물질(어혈, 혈전)이 몸 전체를 돌아다니다가 심장이나 뇌혈관을 막아 몸살 증세나 어지럼증, 수족 떨림, 나른한 증상 등을 겪게 되는 현상이다. 다만 명현반응은 부작용과 흡사하여 구분이 쉽지 않다는 것이다. 몇 가지 차이가 있다면 명현현상은 기분이 나쁘지 않다는 것이다. 그리고 하루나 이틀 이내에 이러한 증상들이 사라지고 그 후 급속도로 몸이 좋아진다. 그러나 부작용은 기분이 몹시 나쁘고 시간이 지나도 이전 상태보다 몸 상태가 개선되기는커녕 더욱 나빠진다.

# 5 암 치유 주요 식약재와 기전

■ 식약재는 암을 극복하는 데 매우 유용한 수단이며 실제 암이 치료된 사례가 적지 않다. 식단이 아닌 식약재로 섭취하는 만큼 차로 만들어 물처럼 꾸준히 마시고 음식에도 사용하면 암을 자연 치유 할 수 있다. 자연에서 얻을 수 있는 약재는 수없이 많지만, 부작용이 없는 검증된 대표적 식약재와 그 기전을 소개한다.

◨ 위암을 치료하는 인삼

위암은 우리나라 사람에게 전통적으로 가장 많은 암이다. 위장 표피의 만성적 염증 혹은 내부 조직에 만성적인 어혈로 인한 산소결핍이 위암의 주된 원인이다.

위암을 치유하는 방법은 위장 조직의 염증이나 어혈을 제거하여 궁극적으로 산소가 잘 공급되도록 하는 것이다.

KBS에 출연한 바 있는 서울 강북의 O낙환(67) 씨, 그는 1990년 급격한 체중감소로 병원을 찾았는데 진행성 위암 3기 판정을 받았다. 그리고 림프샘 28개 중 6개에 암이 퍼져 재발 우려가 큰 상태에서 수술 후 항암치료를 받았다. 항암을 받는 동안 몸무게가 12kg 줄었는데 인삼을 복용한 후에는 구토·구역질·식욕부진 등 항암을 받는 환자에게서 나타나는 증상이 거의 없었다고 한다. 그는 인삼을 복용한 덕분에 생존율이 낮은 위암 3기에서 재발하지 않고 15년 이상 건강하게 살고 있다.

그리고 같은 방송에 출연한 O순이(48, 여) 씨, 그녀는 2004년 소화가 잘 안 되어 병원을 찾았는데, 림프절까지 전이된 위암 3기 말이어서 위 전체를 잘라냈다. 재발의 위험성이 높아 항암치료를 받았는데, 항암을 받는 동안 걸을 수도 없을 만큼 체력이 떨어지고 식사도 할 수 없었다. 그런데 인삼 복용 후 식욕이 살아나고 몸이 가벼워지는 등 체력이 매우 좋아졌다. 그녀는 위암 발병 이후 인삼을 꾸준히 복용하고 있으며 6년 동안 재발하지 않고 건강을 유지하고 있다.

일본 시가대학의 기무라 교수팀은 방사선 치료에 인삼이 미치는 영향을 연구했다. 대장암에서는 콕스2(cox2)라는 효소가 발생하는데 콕스2가 생성된 대장암 세포에 인삼의 사포닌 성분인 Rg3를 첨가한 후 방사선을 투과시켰다. 그 결과 정상세포의 사멸 비율이 줄고 암세포의 사멸 비율은 늘었다.

사포닌의 항암효과는 동물실험을 통해서도 밝혀졌다. 한국과학기

술원 양현욱 박사팀이 쥐를 두 그룹으로 나누어 한 그룹에는 전립선 암세포를 주사하고, 다른 한 그룹은 전립선암과 홍삼의 사포닌 성분을 함께 주입했다. 그 결과, 홍삼의 사포닌 성분을 함께 주입한 그룹은 종양의 성장이 크게 억제되었고 생존기간도 25%나 더 길었다.

그렇다면 그들이 항암의 부작용을 잘 극복할 수 있었던 이유는 무엇일까? 그것은 인삼의 사포닌이 혈전을 용해하고 활성산소가 억제되어 대사가 좋아짐으로써 면역력이 높아졌기 때문이다. 항암 후 홍삼 복용 여부에 따라 면역력과 생존율의 차이를 보이는 것도 바로 이 때문이다.

■ 위암을 치료하는 꽃송이 버섯

MBN에 출연한 바 있는 O맹희(76세, 여) 씨, 그녀는 위암 3기로 수술 후 항암치료를 1년 받고 부작용으로 너무 힘들어서 항암을 중단했다. 항암치료 중단 후 그녀가 위암 재발을 막기 위해 양약 대신 이것저것 다 먹어도 효과가 없었다. 그녀가 마지막으로 선택한 것은 꽃송이 버섯이었다. 그녀는 꽃송이 버섯을 달인 물로 밥을 짓고 밥에 버섯을 넣어서 먹고 찌개로도 조리하여 먹었다. 꽃송이 버섯을 먹은 후 몸이 가벼워지고 기력이 회복되었고 꾸준히 섭취한 결과 위암을 극복할 수 있었다. 꽃송이 버섯은 자연산이 드물지만 집에서도 재배가 가능하고 구하는 것이 어렵지 않다. 일본에서는 꽃송이 버섯이 암세포를 잡는 신비의 버섯으로 불릴 정도로 유명하다.

동물실험에서도 꽃송이버섯의 효능이 입증되었다. 전라남도 산림자원연구소의 오득실 박사가 쥐에 암세포를 이식한 후 베타글루칸 성분을 투여하자 암세포가 크게 억제되었고 기존 항암제인 파클리탁신이라는 항암제보다 폐암에서는 5배, 간암에서는 2배의 효과를 보였다고 밝혔다.

꽃송이 버섯으로 암을 극복할 수 있었던 기전은 무엇일까? 버섯에는 베타글루칸이라는 항산화성분이 다량 들어 있는데 특히 꽃송이 버섯에 가장 많다고 알려졌다. 베타글루칸 성분이 혈전과 활성산소를 억제하여 세포에 산소공급을 원활하게 하고 동시에 항균작용으로 면역력을 활성화시켜 암을 예방한다.

### ▣ 간암과 폐암을 치료하는 흑마늘

MBN에 출연한 O광시(64세) 씨, 1990년 40대 초반에 만성 B형 간염에 걸려 병원 치료를 받았지만 결국 간경화가 되었다. 치료를 계속 받았지만 3년 후 간암으로 진행되어 간과 쓸개를 떼어내고 간이식 수술을 받았다. 그러나 또다시 간암 재발과 함께 폐에도 암이 발병했다. 사망률 1, 2위의 암을 두 개나 동시에 갖고 있었기 때문에 현대 의학으로는 생존 가능성이 거의 없었다. 마지막이라는 생각으로 모든 것을 내려놓고 간동맥 색전술과 함께 폐까지 수술을 받았다. 그러나 2009

년 다시 세 번째로 간암이 재발하여 더 이상 손을 쓸 수 없었다.

그는 방법을 찾던 중 흑마늘이 효과가 있다는 정보를 듣고 흑마늘을 먹기 시작했다. 그러자 음식에 대한 거부감이 사라지고 원기회복과 함께 기력이 좋아졌다고 한다. 그는 아침과 저녁에 흑마늘을 세 쪽씩 하루 한 통을 먹고 마늘을 껍질까지 넣어 중불에 30여 분간 달여서 마셨다. 흑마늘을 먹은 그는 암을 극복하고 4년 이상 건강한 삶을 살고 있다. 그와 함께 병원 치료를 받던 사람들은 모두 죽었다며 자신이 산 것은 흑마늘 덕분이라고 말했다.

그렇다면 흑마늘이 그의 암을 치유한 기전은 무엇일까? 그것은 바로 마늘의 항산화성분 때문이다. 마늘에는 혈전을 녹여주는 맵고 아린 맛의 알린이라는 성분이 있다. 알린은 공기 중에 노출되면 알리신 성분으로 바뀐다. 마늘을 일정한 조건에서 발효시키면 알리신이 없어지는 대신 유기의 유황화합물과 항산화성분이 크게 증가한다. 이러한 항산화성분의 작용으로 혈류가 개선되면 세포에 산소공급이 원활해질 뿐만 아니라 면역이 증가하여 암이 치유되는 것이다.

■ 폐암을 치료하는 돌배

MBN에 출연한 바 있는 전남 광양의 O연옥(59세) 씨, 그녀는 2007년 폐암 진단을 받았다. 수술을 받았지만 생존 가능성이 매우 낮다는 말을 듣고 절망에 빠졌다. 방법을 찾던 중 문득 어린 시절 "폐에는 돌배가 좋다."는 말이 떠올라 마지막이라고 생각하고 돌배를 이용해 보기로 했다.

잘 익은 돌배를 잘라 속을 제거하고 그 속에 꿀과 콩나물, 도라지를 가득 넣고 밥솥에 익혀서 우러난 물을 꾸준히 복용했다. 그리고 말린 돌배 조각에 도라지를 넣어 끓인 물을 매일 물처럼 마시고 돌배 발효액과 돌배주도 마셨다.

그후 몸이 회복되기 시작했고 그 후 6년 동안 암이 재발하지 않았다. 주치의도 "암이 재발하지 않고 아주 건강한 상태"라고 진단했다. 그녀는 과거와는 달리 감기 한 번 안 걸리고 건강하게 살고 있다.

그렇다면 돌배가 폐암을 치유한 기전은 무엇일까? 돌배에 들어있는 폴리페놀과 플라보노이드 성분은 강력한 항산화 성분이다. 폴리페놀은 활성산소를 억제시켜 혈류를 개선하는 효능이 있다. 따라서 폐세포에 충분한 산소가 공급되어 암의 재발을 막은 것이다.

### ■ 악성 혈액암을 치료하는 민들레

JTBC에 출연한 바 있는 O유자(여, 67) 씨, 그녀는 어느 날부터 온몸에 극심한 통증으로 견딜 수 없었다. 병원에서 배를 개복해 보니 림프종 혈액암으로 암이 온몸에 퍼진 것이 원인이었다. 소장까지 모두 드러내고 인공장기를 달수밖에 없었다. 당시 의사는 "살 수 있는 날이 이제 얼마 안 남았으니 삶을 정리하라."고 말했다. 그런데 다른 환자에게 병문안 온 사람으로부터 '민들레를 먹어보라'는 말을 듣고 혹시나 하는 마음으로 민들레 생즙을 먹었다. 민들레 생즙은 맛이 쓰고 먹기가 불편했다. 쓴맛 때문에 먹기가 불편하여 민들레환을 만들어 먹은 후 혈액순환이 잘되고 기력도 생기고 안색이 좋아졌다. 5년 후인 2009년 9월 검진결과 암 완치 판정을 받았다.

민들레로 암을 치유한 또 다른 사례자가 있다. 생방송 오늘 아침에 사례자로 나온 충북 청원의 O숙자(60, 여) 씨, 그녀는 2010년 3월 다리가 아파 병원을 찾았다가 폐암 3기 판정을 받았다. 그녀는 폐 절제 수술 후 민들레가 좋다는 말을 듣고 민들레를 직접 채취해서 즙으로 하루 세 컵을 먹었다. 이후 암이 완치되고 위궤양도 깨끗이 나았다고 한다.

민들레가 암을 치유한 기전은 무엇일까? 민들레를 자르면 테르핀이라는 흰 액체가 나온다. 이 성분은 항균, 항바이러스 효능이 뛰어나 면역력을 높여서 암 증식을 억제한다. 그 뿐만 아니라 다량의 시리마린 성분이 있어서 간기능을 개선해 준다. 간기능이 향상되면 체내 독성물질을 배출하여 활성산소를 줄이므로 혈류를 개선하여 암을 예방한다.

민들레는 성질이 차고 맛은 쓰면서도 달고 독이 없다. 흰색의 진액이 나오는 4~6월에 전초를 채취하여 씻어서 그늘에 말려 사용하면 된다. 급성질환에는 민들레즙을 내어 먹는 것이 좋다. 만성질환의 경우에는 민들레 분말을 물과 함께 먹어도 된다. 민들레는 칼륨이 다량 들어 있어서 이뇨작용이 강해 탈수 현상이 나타날 수 있다. 장복할 경우 반드시 염분을 보충해 주어야 탈수를 막을 수 있다.

### ▣ 대장암을 치료하는 개똥쑥

MBN에 출연한 바 있는 O도근(64세) 씨는 2007년 대장암 말기 진단과 함께 수술이 불가능한 상태로 3개월 시한부 판정을 받았다. 그는 대장을 35cm 잘라내고 항암을 16회, 방사선을 52회 받았으나 1년 7개월 후에 암이 재발하여 간을 절반 이상을 잘라냈다.

그 후 항암제를 복용하라는 의사의 권유를 뿌리치고 개똥쑥을 먹기 시작했다. 그는 물 2ℓ 에 개똥쑥 20g씩 넣어 달인 물을 하루 2ℓ씩 마셨다. 그는 간장이나 된장을 담글 때에도 개똥쑥 달인 물을 사용하고 있다. 개똥쑥을 먹고 2년 반 만에 모든 암이 깨끗하게 치유되었고, 4년이 지난 2012년 10월 10일 검진에서도 모든 암이 완치된 상태다. 개똥쑥을 함께 먹은 그의 아내도 건강해졌다고 한다.

개똥쑥은 꽃이 피는 부위의 잎이 약성이 가장 좋다고 하는데, 꽃이 피기 직전에 채취해 건조하여 사용한다. 개똥쑥 물로 만든 된장, 간장은 조미료를 넣지 않아도 맛이 달고, 개똥쑥 뿌리를 달인 물을 음식의 육수로도 사용할 수 있다. 개똥쑥 물로 수육을 조리하면 잡내가 없어지고 고기의 맛도 좋아서 식욕이 돋는다.

개똥쑥에 대하여는 많은 연구 결과가 있는데, 미국 워싱턴대학 연구팀에 의하면 개똥쑥의 항암효과는 기존항암제보다 무려 1,200배나 더 강하다고 밝혔다. 한의학에서는 개똥쑥에 함유된 아르테미시닌이라는 항산화성분이 혈액뇌관문을 쉽게 통과한다고 말한다. 아르테미시닌 성분은 단단하게 뭉친 암세포의 혈관을 열고 들어가 각종 산화 물질을 제거한다.

암세포는 글루타치온 과산화효소$^{Glutachione\ Peroxidase}$라는 항산화 효소의 양이 매우 부족하여 활성산소로 인해 혈구들이 뭉쳐진 상태다. 개똥쑥의 플라보노이드라는 항산화성분이 활성산소를 제거하므로 산소결핍이 해소되어 암이 정상화된 뒤 자연사$^{Apoptosis}$하는 것이다. 개똥쑥의 항암성은 세계보건기구에서도 한약재로 인정한 약초로써 독성이 거의 없다고 알려졌다.

사례자의 경우는 대장암이었지만 개똥쑥의 항산화성분이 암세포에 침투하여 산소를 공급하므로 효과를 나타낸다. 임상에서도 백혈병, 대장암, 폐암, 악성흑색종, 간암, 난소암, 골수암, 췌장암 등에 효과가 나타나는 것으로 보고되었다.

동의보감에는 "개똥쑥은 독이 없고 장기 복용하면 만성질환을 치료한다."고 기록되어 있다.

### ■ 대장 선종, 용종을 치료하는 우엉

MBN에 출연한 바 있는 마산에 사는 청정 스님(66세, 여)은 2008년 잦은 복통과 항문 출혈 뿐만 아니라 살이 너무 빠져 진단받은 결과 진행성 대장선종과 담낭결석이라는 진단을 받았다. 대장을 3cm나 절제했지만, 수술 후유증으로 설사 및 황달로 음식을 먹을 수 없었다. 그리고 살이 계속 빠졌고 우울증으로 1년 가까이 정신과 치료까지 받았다.

몸에 좋다는 차와 약재를 먹었지만, 효과를 보지 못하고 고통의 나날을 보내던 중 지인으로부터 우엉차를 먹어보라는 말을 듣고 우엉을 덖어서 차로 마셨다. 우엉차를 먹자 배가 따뜻해지면서 설사가 멎고 복통과 황달은 물론 혈압도 내려갔다.

그녀는 밥을 지을 때도 우엉 달인 물을 사용하고 반찬으로는 우엉김치, 우엉 전, 우엉조림, 우엉 장아찌 등으로 차릴 만큼 매끼 식사마다 우엉이 빠지지 않는다. 그렇게 우엉을 먹은 지 5년이 지난 현재 그녀는 보통 사람보다 대장이 훨씬 건강한 상태다.

국립암협회의 연구결과 식이섬유를 많이 섭취하면 대장 선종이 27% 낮아진다는 사실을 밝혔다. 동의보감에는 "우엉은 오장의 나쁜 기운을 제거하고 하복부의 내장 통증을 치료한다."고 기록되어 있다.

그렇다면 우엉이 대장암을 치료하는 원리는 무엇일까? 우엉의 불용성 식이섬유인 리그닌 성분은 혈중콜레스테롤(중성지방)을 흡착 배출하여 혈류를 개선하고, 장내 유산균을 증식시켜 면역력을 향상한다. 그리고 우엉껍질에 풍부한 사포닌 성분은 혈전을 제거하므로 산소공급 통로인 혈관을 열어줘서 세포에 산소가 잘 공급되게 한다.

우엉의 유효한 성분을 잘 흡수하려면 타지 않을 정도의 중불에서 4~5차례 덖는다. 끓인 물에 덖은 우엉 몇 조각을 넣고 우려서 차로 마시면 된다. 이 때 갈색으로 우러나오는 것은 항산화성분인데 이 물을 꾸준히 마시면 큰 효과를 볼 수 있다.

### ◼ 유방암 4기를 치료하는 약초들

JTBC에 출연한 바 있는 O미선(42, 여) 씨, 그녀는 2002년 유방암 4기로 림프절까지 암이 퍼져 있었다. 병원에서는 몇 기 암인지 알려주지 않을 정도로 상태가 매우 위중했다.

유방을 모두 제거했지만 2년 후 다시 자궁경부암이 발병하여 자궁, 나팔관, 난소를 모두 제거했다. 그리고 항암·방사선을 시행했지만 재발 가능성이 높다는 진단을 받았다. 당시 그녀의 백혈구 수치는 300~3,500(정상은 6,000~10,000)으로 정상인의 1/5 수준이었다. 병원에서 더 이상 아무것도 할 것이 없게 되자 깊은 절망감에 빠졌다. 생명을 조금이라도 연장시켜 보려고 공해가 없는 산골로 거처를 옮겨 가공식품과 설탕 섭취를 줄이고 자연식에서 얻은 식재료로 식단을 만들어 소식을 했다.

그녀는 항암 과정에서 속이 니글거려 음식을 먹을 수 없었는데 지인의 권유로 식초를 섭취하자 음식을 편하게 먹을 수 있었다. 식초에 풍부한 유기산은 탄수화물과 지방 및 단백질을 분해해서 흡수를 돕기 때문이다.

참외껍질로 만든 식초로 효과를 많이 보았다고 하는데, 참외껍질은 비타민C와 식물성 칼륨 함량이 높아 이뇨작용을 도와주며 특히 니코틴을 해독할 만큼 해독력이 강하다. 또한, 쿠쿠루 비타신이라는 항산화 및 항염 성분이 있어서 혈류를 개선하고 염증을 억제해 준다. 참외 꼭지에는 약간의 독이 있지만, 식초에 담그거나 말리면 해독이 된다.

야생오디로 오디식초를 만들어 마셨는데 야생 오디에는 강력한 항산화성분인 안토시아닌이 토코페롤보다 7배 이상 들어 있다.

그녀가 항암치료 중 구토가 심할 때 효과를 본 것은 맨드라미꽃이다. 꽃을 따서 꽃차로 먹거나 식초로 담가서 마셨다고 한다. 맨드라미는 청혈작용과 해독작용이 뛰어나므로 항암제의 독성을 해독할 수 있다. 또한 차조기(자소)효소도 담가 먹었는데 차조기의 비타민 K는 염증 억제 및 혈액 응고 작용을 돕는다. 한방에서는 차조기를 자소라고 부르는데 속을 따뜻하게 해서 설사 및 변비 예방과 식중독균을 죽이는데 도움이 된다.

그녀는 항암 이후 여성호르몬 차단제를 복용했기 때문에 당뇨, 고혈압, 고지혈증과 함께 30분 이상 수면을 못 하게 되었지만 백연꽃 식초를 먹고 수면 장애를 해결하였다. 백연꽃과 연자에는 지방분해 성분이 들어 있기 때문에 혈류를 개선한 결과다. 혈류가 개선되면 세포에 산소공급이 원활해져 암세포가 정상세포로 바뀌거나 죽는다.

그녀가 섭취한 식물에는 다양한 유기질의 미네랄과 항산화, 항염 성분이 들어 있어 혈액을 맑게 하고 면역력을 높여 암의 증식을 억제하는 효과가 있다. 공기가 맑은 곳에서 생활하고 식생활을 바꾼 결과 10년이 지난 2013년 10월 현재까지 암이 재발하지 않고 건강하게 생활하고 있다.

### ◼ 폐암을 치료하는 겨우살이와 비단풀

MBN에 출연한 바 있는 경남 산청군의 O재만(74세) 씨, 그는 2006년 폐암 3기 초 ~ 4기 말 판정을 받았다. 가족의 권유로 수술은 했지만, 항암치료를 해도 살 수 없다는 사실을 알고 항암제를 거부했다. 수술 후 일어나지도 못했지만, 아내가 구해다 준 겨우살이를 달여 먹으면서 기력이 회복되기 시작했다. 겨우살이를 장복하는 6년 동안 재발하지 않고 건강하게 살고 있다. 그는 일주일에 3회 이상 산에 오르는데 고령에 폐를 절반 정도 잘라냈지만, 폐 건강(폐활량)이 좋아서 그의 아들보다 등산을 잘한다고 한다. 겨우살이는 뽕나무, 참나무, 팽나무, 오리나무, 자작나무 등에 기생하며 겨울에만 자라는 약초로 뽕나무와 참나무에서 자라는 것이 약효가 뛰어나다.

그는 겨우살이와 비단풀을 함께 달여 먹었다. 비단풀은 열을 내리고 독을 풀며 혈액순환을 잘되게 하므로 산소공급을 돕는다. 남미 아마존의 인디오들은 비단풀로 신장, 담낭, 방광 결석과 신장염을 치료한다. 그리고 말기의 췌장암, 뇌종양, 악성 두통, 심장병 등에 큰 효과가 있다는 사실이 밝혀졌다. 비단풀은 맛은 쓰고, 시며, 성질은 평하고 독이 없다. 비단풀의 플라보노이드와 사포닌 그리고 탄닌 성분은 항암, 항균, 진정작용이 뛰어나다. 이들 성분은 활성산소 억제, 혈전 용해, 혈액 응고를 막아줌으로써 세포에 산소가 잘 공급되게 한다.

### ■ 뇌종양을 치료하는 생강나무

MBN에 출연한 경기도 남양주시의 O각규(68) 씨, 그는 20년 전 뇌종양 판정을 받았지만, 수술하기 곤란한 위치에 종양이 있어서 수술을 포기할 수밖에 없었다. 그는 겨우살이의 항암작용을 믿고 30개월간 달여 먹었는데 뇌종양의 성장이 멈추었다. 그러자 치유의 희망을 갖고 또 다른 약재인 생강나무의 어린줄기와 잎과 꽃을 차로 마셨는데 뇌종양이 더 이상 진행되지 않고 건강하게 살고 있다.

그가 생강나무를 먹기 시작하면서 정기적으로 검사를 받았는데 뇌종양이 점점 줄었고 5년이 되었을 때에는 뇌종양이 완전히 없어졌다고 한다. 생강나무의 사포닌 성분인 '코르닌'은 어혈을 풀어주고 혈전을 용해하여 혈류가 개선됨으로써 암을 치료하는 것이다. 그는 쇠비름, 겨우살이, 민들레, 생강나무 등 20여 가지의 약재로 만든 발효 효소액을 음식에 양념처럼 넣어서 먹는다.

### ◼ 부신암과 폐암을 치료하는 밀싹

MBN에 출연한 경기도 이천의 O병식 씨(73세), 그는 2001년 생존율 5%밖에 안 되는 부신암 말기로 동맥과 정맥에 암이 확산하여 수술도 불가능한 상태였다. 수술하려고 개복을 했다가 상태가 너무 심각하여 수술을 못 하고 다시 덮었다고 한다. 죽음을 생각할 정도로 심각했던 그는 책을 통해 밀싹에 대한 정보를 알게 되어 밀싹을 먹기 시작했다. 단 며칠도 살기 어려울 것으로 보였던 그의 몸에는 아직도 암이 남아 있지만 13년이 지난 지금까지 통증 없이 아주 건강하게 살고 있다. 그는 밀싹을 즙으로 짜서 먹고, 밀싹을 된장국 등 모든 음식에 넣어서 먹는다. 사포닌과 비타민, 미네랄 등이 많은 밀싹은 혈액을 맑게 하고 면역력을 높인다.

### ◼ 백혈병을 치료하는 진생베리

MBN에 출연한 바 있는 강원도 횡성의 O병무(56세) 씨, 그는 2008년 재생불량성 빈혈로 6개월 시한부 판정을 받았다. 당시에는 몸이 너무 피곤해서 온종일 누워서 지냈다고 한다. 그는 일본 황태자 부부가 먹고 9년 만에 아이를 가졌다는 진생베리를 섭취한 후 기력이 생기고 밥

맛도 좋아지고 몸이 회복되기 시작했다고 한다. 그는 인삼 씨앗을 찜통에 약 30분간 쪄서 3일 정도 건조한 후 냉동실에 보관하였다가 수시로 달여서 먹었다. 그리고 진생베리 효소를 3년 정도 숙성시켜서 마시고 모든 요리에 넣어 먹는다.

진생베리가 암을 치료한 기전은, 인삼 씨앗에 들어있는 20여 가지의 사포닌 성분이 혈전을 용해하고 어혈을 분해하여 혈액을 맑게 한 결과 골수에 산소와 영양이 충분히 공급되므로 골수가 제 기능을 다한 것이다. 그는 골수 이식은 물론 수혈도 받지 않고 2년이 지났지만, 혈소판 수치가 2008년 4.6에서 2013년 현재 13.2로 정상 수준으로 건강하게 살고 있다.

### ◼ 직장암을 치료하는 산당귀

MBN에 출연한 강원도 평창 O강용(62) 씨, 그는 26년 전 직장암 3기로 시한부 판정을 받았다. 대장과 직장을 절반 이상 제거했지만, 생존율은 낮고 재발 확률이 매우 높다는 말을 듣고 암담한 상황이었다. 그는 몇 년 동안 소화가 되지 않아 밥에 새우젓을 넣어서 먹기까지 했다고 한다. 우연히 산당귀가 직장암에 좋다는 말을 듣고 당귀 잎이 올라올 때 채취하여 그늘에 말려 차로 마셨다. 또한, 곱게 분쇄한 산당귀 잎 분말을 끓여 먹은 후 소화가 잘되고 몸 상태가 점점 좋아졌다고 한다. 그렇게 산당귀 잎을 먹은 지 2년이 지나자 신선한 채소나 일반식 밥도 먹을 수 있을 만큼 소화력이 회복되었다. 이강용 씨와 같은 마을에 사는 O재하(52, 여) 씨, 그녀는 3년 전 유방암 1기 판정을 받고 유방을 모두 절제했다. 그녀는 이강암 씨의 소개로 당귀를 먹고 있는데 재발하지 않고 건강하게 살고 있다.

'당귀 잎에 들어 있는 항산화성분의 암 예방'에 관한 효과는 동아대와 강원대 그리고 부산대 식품영양학과에서도 입증된 바 있다. 당귀에는 페놀과 플라보노이드는 물론 데커신이라는 성분이 다량 함유되어 있으며 항산화성분은 특히 국산 당귀에 많이 들어 있는 것으로 알려졌다. 항산화성분은 활성산소를 억제하고 혈류를 개선하므로 산소 공급이 원활해져 암을 치유한다.

### ■ 백혈병을 치료하는 백초효소

MBN에 출연한 경북 김천의 O영일(47, 여) 씨, 그녀는 2009년 백혈병 진단을 받았다. 이유도 없이 몸이 무기력해지자 링거를 맞으려 병원을 찾았다가 급성 골수성백혈병 진단을 받았다고 한다. 급성골수성 백혈병은 치료하더라도 2/3 이상 재발하며 결국 사망하는 것으로 알려졌는데, 6개월간 항암치료를 한 뒤 재발방지를 위해 백초(백가지 약초로 만든)를 섭취하기 시작했다. 그녀는 전국 산야를 다니면서 채취한 100가지 약초로 효소를 담아 꾸준히 먹었다. 소주 두잔 정도의 원액을 물에 희석하여 먹었는데 몸이 좋아지면서 기력이 회복되고 검은 머리카락도 다시 나오기 시작했다. 그 후 4년이 지난 2013년 현재 병원 검진결과 재발하지 않고 건강을 유지하고 있다고 한다.

그녀가 백초효소를 먹고 암이 치유된 이유는, 백초(100가지 약초)에 들어 있는 각종 항산화성분과 소화효소 그리고 각종 미네랄 성분이 혈액을 맑게 하여 혈류를 개선하기 때문이다. 따라서 세포에 충분한 산소가 공급되고 면역력이 높아져 암을 치료하는 것이다.

### ▣ 담낭암을 치료하는 엉겅퀴

JTBC에 출연한 바 있는 O애자(72세, 여) 씨는 몸이 새우처럼 꼬이고 경련과 발작 증세가 나타나 병원에서 진단한 결과 담낭암 말기로 간과 인대까지 암이 퍼진 상태였다. 간 수치가 1,480이 나오자 의사로부터 "오늘 밤을 넘길 수 없다. 그냥 집으로 가라."는 말을 듣고 절망감에 죽도 먹을 수 없었다. 그 후 이런저런 약초를 먹어도 별 효과가 없었다. 그런데 지인으로부터 엉겅퀴를 먹어보라는 말을 듣고 긴가민가한 마음으로 먹어봤는데, "엉겅퀴를 먹자마자 소화가 잘되고 기력도 회복되었다."고 한다. 그녀는 장이 약해서 다른 녹즙을 먹으면 설사 증상이 나타났지만, 엉겅퀴 잎을 먹은 후 설사가 멈추고 소화가 잘되었다고 한다. 그녀는 엉겅퀴를 나물, 효소, 튀김, 녹즙 등 다양한 방법으로 섭취했으며 풀로는 하루 30g, 녹즙으로는 소주 한잔 정도를 섭취했다. 엉겅퀴는 잎과 뿌리, 줄기를 모두 사용한다.

엉겅퀴의 실리마린 성분이 단백질 합성을 촉진하여 간세포나 담낭 세포의 기능을 회복시킨다. 그리고 실리마린 성분은 콜레스테롤을 분해하므로 담낭의 순환이 촉진되고 충분한 산소가 공급되어 암을 억제한다.

동의보감에는 엉겅퀴가 간의 독과 혈액 내의 염증을 빼내고 적취(암)를 제거한다고 기록되어 있고 어혈 및 용종이나 부스럼을 치료한다고 나와 있다. 실제로 양방에서도 엉겅퀴의 실리마린 성분으로 간장보호제인 레갈론이라는 간장약을 만들어 만성간염이나 간경변에 사용하기도 한다.

최근 미국의 콜로라도대학에서는 "엉겅퀴에는 암의 신생 세포가 자라는 것을 막아주는 항암 성분이 있다."고 밝혔다. 또한, 백혈병 환자가 항암치료 중 시리마린 성분을 섭취함으로써 항암제의 독성을 극복한 사례가 있다.

### ■ 대장암을 치료하는 삼백초와 짚신나물

MBN에 출연한 인천의 O낙오(83세) 씨, 그는 2004년 대장에서 5개의 선종이 발견되어 제거했지만, 그 이후 S 결장에서도 대장암(2기)이 발견되었다. 그는 우연히 신문을 통해 중국의 한국계 여의사인 박순식 씨가 삼백초와 짚신나물로 자신의 대장암을 치료했다는 해외토픽 기사를 읽고 수술 이틀 후부터 말린 짚신나물과 삼백초를 달여서 물 대신 복용했다. 약초 달인 물을 꾸준히 섭취한 결과 9년 동안 암이 더 이상 재발하지 않았으며 과거보다도 더욱 건강하게 되었다.

삼백초와 짚신나물에 들어있는 플라보노이드 성분이 활성산소를 억제하여 혈류를 개선하고, 삼백초의 탄닌 성분이 지방분해 및 살균작용을 함으로써 혈류가 개선되어 염증이 줄고 대장 세포에 산소를 충분히 공급할 수 있게 되므로 암이 치료되는 것이다.

충북대학교 농생명공학부에서 쥐의 세포에 짚신나물 500㎖를 첨가한 세포의 핵산층에서는 94.5%, 삼백초 500㎖를 첨가한 핵산에서는 62.6%의 암 억제 효과가 있음을 밝혔다.

■ 직장암을 치료하는 와송

MBN에 출연한 바 있는 충남 논산의 O균(77세, 여) 씨, 그녀는 만성 변비로 고생하던 중 2009년 대장암 2기 진단을 받았다. 아들의 도움으로 와송을 알게 되었고, 와송가루를 와송액에 섞어서 죽처럼 만들어 매일 아침 공복에 복용했다고 한다. 그 후 기력이 회복된 것은 물론 항암제 부작용으로 손발에 나타난 검버섯도 없어졌다.

7~8개월 후에는 그녀의 피부색이 원래대로 돌아오고 건강도 회복되었다. 그녀는 와송 외의 다른 식이요법이나 방법을 바꾸지 않았는데도 빠른 효과가 나타났기 때문에 와송을 효소로도 만들어서 열심히 섭취하고 있다. 암 발병 후 5년이 지난 지금은 대장암에 걸리기 이전보다도

더 건강해졌다고 한다.

와송에는 9종의 플라보노이드와 트리테르펜과 같은 항산화성분이 들어 있는데 이 성분들이 활성산소를 억제하고 혈류를 개선하여 세포에 충분한 산소가 공급되므로 암이 치료되는 것이다.

인제대학에서 실험용 쥐에 와송을 투여하자 대장암과 위암 세포들이 크게 줄어들었다. 와송에 들어 있는 트리테르텐, 플라보노이드, 사이토카인의 항산화 · 항혈전 · 항균 작용으로 인해 세포에 충분한 산소가 공급되어 암이 치료된 것이다.

■ 대장암을 치료하는 백초차

MBN에 출연한 바 있는 경남 창원 O낙삼(82) 씨, 그는 2005년 직장암 3기 판정을 받았다. 재발 위험이 크다는 말을 듣고 그가 선택한 것이 백초차였다. 백초차는 산야에서 자라는 질경이, 엉겅퀴, 취, 머위 등 50가지 이상의 약성이 있는 식물을 넣어 달인 물이다.

그는 일본의 정신과 의사인 호시노 박사의 암 치료 사례를 계기로 백초를 먹게 되었다. 호시노 박사의 책에서 "S 결장과 간에 암이 발병하여 생존확률이 거의 0%였지만 백초를 먹고 30년 동안 건강하게 살고 있다."는 사실을 알게 되어 호시노 박사의 생존비법을 연구하기 위해 고령의 나이에도 불구하고 일본어 자격증까지 취득하며 공부했다.

그는 소가 먹는 야생의 풀을 깨끗이 씻어서 말린 후 사시사철 진하게 달여서 물과 희석하여 먹었다고 한다. 암 발병 이후 백초차를 하루에 10잔 이상씩 물 대신 수시로 마셨는데 8년 동안 암이 재발하지 않고 건강하게 살고 있다. 82세인 그는 앞으로 35년을 더 행복하게 살고 싶다고 말할 정도로 삶의 자신감과 의욕 또한 강하다.

### ▣ 혈액암을 치료하는 장생도라지

MBN에 출연한 바 있는 광주광역시의 O해익(59) 씨, 평소 이유 없이 아프고 사타구니 안쪽이 단단해지는 느낌을 받은 그는 2011년 6월, 림프 혈액암 말기 진단을 받았다. 림프 혈액암은 혈액이 흐를 때 암세포가 여기저기 퍼져서 간, 비장, 폐까지 침범하여 결국 사망하는 암이다. 크기가 12cm × 9cm나 되는 암이어서 수술할 수 없는 상태였다. 그래서 수술 대신 항암제를 8번이나 받았는데 항암제 부작용으로 눈썹은 물론 머리카락이 모두 빠졌다.

그는 항암 이후 골수이식을 거부하고 자연요법을 선택하였다. 지인을 통해 알게 된 21년 묵은 장생 도라지를 달인 원액과 분말을 먹었다. 장생도라지를 3개월 먹고 몸 상태가 좋아져 혈액검사를 한 결과 혈액이 아주 맑아졌고 암 덩어리도 3cm로 많이 줄었다. 담당 의사는 신기할 정도로 피가 깨끗해졌다며 이례적인 일이라고 했다.

한국 화학연구원 장생도라지 생명과학 연구소의 분석결과 장생 도라지에는 30여 종의 사포닌이 들어 있으며, 3년 근 도라지보다 사포닌 성분이 3배(73mg/25mg)나 많이 들어 있다. 도라지의 사포닌은 혈전을 제거하고 활성산소를 줄여 혈류를 개선한다.

그리고 다량의 다당체는 고지혈증을 개선하여 세포에 산소공급을 원활하게 하므로 암을 치료하는 것이다.

지금까지 암을 치료한 몇 가지 식약재를 소개했는데, 앞에서 언급한 약재들은 모든 암에 효과가 있다. 그리고 언급한 것 외에도 암 치유에 효과가 있는 식약재는 무수히 많다. 또한, 이미 소개한 식약재나 그 외의 식약재들을 혼합하여 섭취하면 더 큰 효과를 볼 수 있다.

관심을 갖고 찾아보면 자신의 암을 치유할 수 있는 식약재가 산과 들에 얼마든지 있다. 그러한 식약재는 후손에게까지 물려줘야 할 귀한 자산이므로 필요한 만큼만 채취하고 보존하는 자세가 필요하다.

## 독자 사례

필자의 암 원인과 치유의 원리 편 '암 산소에 답이 있다'를 읽은 독자들로부터 많은 상담 전화를 받은 바 있다. 다음은 책 내용을 소화하고도 운명이 엇갈린 경우인데, 참고가 될듯하여 사례를 올려본다.

### ❖ 안타까운 사연 ❖
책 내용을 소화했지만, 항암제를 뿌리치지 못했다.

50대 후반의 비교적 젊은 유방암 환자의 따님이 '암 산소에 답이 있다.' 책을 읽고 수차례 쪽지를 보내왔다. 그녀의 어머니는 유방암 발병 후 수술과 항암치료 및 방사선치료를 모두 받았지만 1년 만에 염증성 유방암이 재발했다. 병원에서는 다양한 한방치료와 항암치료를 받을 것을 권했다고 한다. 필자가 보건대 염증성 유방암이 재발한 원인은 수술과 항암치료 그리고 방사선치료로 인해 면역력이 바닥이 났기 때문으로 보인다.

의사로부터 "염증성 유방암은 생존한 예가 거의 없다."는 말을 들은 환자는 죽음에 대해 두려움과 공포감에 떨고 있었다. 병원에서는 항암치료를 다시 받으라고 하지만 환자는 항암제에 대해 두려움도 갖고 있었다.

필자는 환자의 따님에게 "염증성 유방암도 치유하면 살 수 있으니 죽는다는 의사의 말을 절대 믿지 말라."고 했다. 물론 그러한 상황에서도 생존한 예가 있지만, 두려움과 공포감을 갖지 말아야 하기에 안심시키려는 뜻도 있었다.

환자의 따님은 책을 정독하고 필자의 암에 대한 이론을 전적으로 신뢰하고 있었다. 항암제만 받지 않으면 살 수 있으므로 산소부족을 해결하는 의사에게 치료받으라고 권했다. 산소결핍을 해결하는 의사가 매우 적은 상태이므로 "어느 의사를 찾아갈까요?" 하고 묻는다면 믿을 만한 의사를 소개할 생각이었다. 그러나 따님은 어느 병원으로 가면 좋은지 묻지 않았고 며칠 후 "항암제를 사용하지 않고 암을 잘 치료한다는 한방병원으로 결정하였다."며 그 병원의 치료방법을 제시하면서 문제가 없겠느냐는 메일이 왔다. 주로 옻나무 추출물, 온열요법, 산삼요법, 면역요법으로 치료한다고 알려왔다. 그런 방법이라면 암 환자에게 좋은 방법이라고 판단되었다. 다만, 그 한방병원에서는 암의 증식을 막기 위해 '그라비올라' 및 '젤로다'라는 항암제를 받으라고 하며 CT 및 PET를 찍자고 한다는 것이다.

환자가 이미 결정한 상황에서 왈가왈부할 상황이 아니어서 그런 치료라면 아주 좋은 방법이라고 말했다. 다만, CT 및 PET를 찍지 말고 항암제를 받는 것은 절대적으로 위험하니 깊이 참고하라고 일러주었다. 그 후 환자 자신도 항암제의 부작용을 경험했기 때문에 원하지 않아서 CT, PET는 물론 항암제는 받지 않을 것이라고 답이 왔다.

그런데 두 달 쯤 후에 급하다며 쪽지가 왔다. 환자가 복수가 차는 정도의 위중한 간암이 퍼져 의사가 며칠을 넘길 수 없다는 말을 하더라는 것이다. 필자는 당황하지 않을 수 없었다. 그런 좋은 치료를 받았는데 불과 두 달 만에 몸 상태가 그렇게 심하게 악화할 수 있을까? 필자는 처음에 그것은 혹 이전에 항암제를 받은 것과 죽음에 대한 두려움이 그런 결과를 만들었을 수 있겠다는 생각이 들었다. 그리고 어머니와 유사한 암을 치료한 사례를 자주 보여 드리라고 관련 자료를 보내주었다.

그런데 아무리 생각해 보아도 뭔가 이상했다. 산소부족을 해결하는 방향으로 치료를 했는데(아무리 두려움을 갖고 있다고 해도) 불과 두 달 사이에 그 정도로 악화한 것은 분명 이유가 있었을 것이라는 생각이 들어 "혹시 항암제를 받지 않았느냐"고 물었다. 그제서야 항암제를 세 번 더 받았고 항암제뿐만 아니라 조직검사를 비롯한 환자의 몸에 온갖 스트레스를 주는 검사를 한 달간에 걸쳐서 받았다고 말했다.

항암제만큼은 절대 받지 않으려 했는데 의사가 강권하여 항암제는 물론 조직검사 등 많은 검사를 받았다는 것이다. 그녀는 어머니의 상태가 급속도로 나빠진 것은 항암제 때문임이 분명하다며 울먹였다. 그리고 어머니에게 이제 곧 죽는다는 말을 해드려야 하지 않겠느냐, 병원에서도 곧 죽는다는 말을 해 드리라고 하는데 어떻게 하는 것이 좋으냐고 물어왔다. 필자는 절대 죽는다는 말을 하지 말라고 했다. 설령 죽는 것이 기정사실이라도 죽는다는 말은 하지 말라고 했다. 그러나 어머니는 주변 정황을 보고 이미 자신이 죽는다는 사실을 알고 있는 것 같다고 말했다. 그 후 따님은 어머니께서 죽는다는 사실을 알게 될까봐 목사님의 기도를 받는 것도 거절했다고 한다. 하지만 환자는 불과 나흘 만에 하늘나라로 갔다.

따님은 사법고시에 합격하고 연수를 받던 중 어머니를 살리고자 연수마저 포기했던 효녀였다. 모녀는 항암제를 받지 말아야 한다는 확고한 신념이 있었지만, 가족들과 병원의 권유를 뿌리치지 못해 결국 항암제를 받고, 위중한 상태에서 희망이 없다는 의사의 말을 듣고 사망한 안타까운 사례다.

### ❖ 어머니를 살린 두 효녀 ❖

책 내용을 소화하고 전문가의 도움을 받았다.

2013년 4월 27일 경기도 분당에서 독자를 대상으로 암 강좌를 진행했다. 이 내용은 울산에 사시는 박OO(당시 74세, 여) 씨의 사례다. 박 할머니는 2012년 1월 위암 3기 판정으로 즉시 수술하고, 3월부터 항암제를 받았다고 한다.

그러나 2012년 8월 임파선에서 암이 발병하여 OO대병원 종양내과로 옮겨 항암주사를 시작, 2013년 3월까지 8차 완료했으나 암이 없어지지 않았다고 한다. 그녀는 항암제를 투여하는 동안에는 식욕부진·피로·두통·구토 등 전형적인 산소부족 증세인 항암제 부작용을 겪었다. 두 따님은 주치의로부터 항암을 해도 어머니의 생존 가능성이 별로 없다는 말을 듣고 낙심하던 차에 암 강좌에 참석했다고 한다.

모자를 깊숙이 쓰고 오신 박 할머니는 30대인 두 따님과 함께 오셔서 3시간 동안 자세 한 번 흐트리지 않고 꼿꼿한 자세로 깐깐하고도 세심하게 강의를 들을 만큼 매우 강한 정신력을 가진 분이셨다. 당시 '저런 분이 생존이 어렵다는 판정을 받았다는 것은 말도 안 된다.'는 생각이 들었다.

두 따님은 강의 내용을 이해하고 신뢰를 했지만, 박 할머니는 병원에서 말하는 것과는 대부분 상반된 강좌 내용이 마음에 들지 않는 것 같았다. 강의를 듣는 내내 불만스러워하는 표정이었다. 질문을 한 번도 하지 않았지만 두 따님은 초조해 하면서 많은 질문을 했다. 심지어는 필자에게 항암제를 받을 것인지 말 것인지를 결정해 달라고 하였다.

마음속으로는 항암제만큼은 절대 받지 말라고 말하고 싶었지만 그런 결정은 본인만이 할 수 있는 내용이기에 본인들이 알아서 결정하라고 했다.

강좌가 끝난 며칠 후에 큰 따님으로부터 전화가 왔는데 어머니께서 자연요법에 대한 불신이 너무 커서 설득하기가 어렵다는 것이다.

그리고 병원에 가서 주치의에게 암 강좌를 통해 들은 내용을 위주로 질문하자 원리적인 대답은 하지 않고 "누가 그런 강의를 했느냐? 한번 데리고 와 보라."고 하면서, "무슨 말인지 알겠다. 본인들이 알아서 하라."는 말과 함께 "바쁘니 그만 나가보라."고 했다고 한다.

더 이상 병원에서 치료를 해 봐야 희망이 없다는 판단을 하고 두 따님은 '암 산소에 답이 있다' 책을 10여 차례나 읽었다고 한다. 그 후 암은 산소부족으로 인해 발생한다는 사실을 분명하게 알게 되었다고 한다. 필자는 두 따님에게 이제껏 상식으로 알고 있었던 것과 필자의 주장과 다른 부분에 대하여 상세하게 설명해 주었다. 질문하는 것을 들어보니 책의 내용을 거의 완벽하게 소화하고 있었다.

그 후 두 따님은 확신을 가지고 어머니를 설득하여 5월 21일 대체의학자를 만나 상담을 받았다. 책 내용을 설명하자 그 대체의학자도 대부분 긍정했다고 한다. 그 병원의 치료 방법은 암세포를 죽이는 치료가 아니고, 몸에 산소를 충분히 공급하여 세포를 살리는 방법이었다. 주로 생채식을 통해 혈액을 맑게 하는 방법과 풍욕, 모관운동, 온열요법, 면역요법 등을 통해 암을 치료하는 방법인데, 결국은 부족한 산소를 충분히 공급해 주는 방법으로 책 내용과 일치했다.

그런데 문제는 대학병원과 비교하면 시설이나 규모가 작다고 환자

본인이 치료받기를 원하지 않는다는 것이다. 따님이 전화로 어떻게 하면 좋겠냐고 물어왔다. 필자는 "병원 크기는 중요하지 않다, 암을 바로 알고 치료를 하는 것이 중요하다. 산소결핍을 해소하는 방법인지 아닌지를 판단하라. 어머니를 살리는 치료인지의 여부를 원리적으로 잘 판단해 보라."고 조언했다.

그 후 두 따님은 어머니를 다시 설득하여 대체요법으로 방향전환을 결정하고 대체의학자의 처방에 따라 해독요법을 시작했다. 해독요법 10일 만에 고혈압이 정상혈압으로 개선되어 오랫동안 복용하던 혈압약을 끊었다. 혈압약을 먹지 않고 혈압이 정상화되었다면 이미 암 치유가 시작된 것이므로 그 의사의 지시에만 따르라고 조언했다.

그런데 하루는 "어머니가 몸이 아주 좋아졌는데 암 검진을 받아보면 어떨까요?"라고 따님으로부터 연락이 왔다. 필자는 "암의 진행 혹은 소멸 상태를 아는 것이 중요하고 궁금하겠지만, CT와 같은 진단 방법은 본질적으로 암을 더 악화시키니 그 사실만큼은 분명하게 알고서 검사 여부를 결정하라. 그리고 몸에 암이 있고 없고가 아니고 자신이 느끼는 호전반응 즉, 피로감이나 식욕, 체력 등이 중요하니 환자의 몸 상태를 보고 판단하면 될 것이다."라고 했다.

그리고 한동안 연락이 없어서 안부가 궁금하여 2014년 2월 3일 연락을 해보니 그녀는 대뜸 "죄송하다."는 말을 했다. 필자는 뭔가 크게 잘못된 것으로 알고 다급히 "어머니는 어떻게 됐느냐?"고 물었다. 그러자 필자의 권고대로 암 검진을 받지 않으려고 했지만, 암이 어떤 상태인지 궁금하여 암 검진을 받았다고 했다.

2013년 10월 22일 CT 검사 및 11월 5일 암 검사 결과 위암 세포는 물론 전이되었던 임파선암도 흔적도 없이 사라졌다는 것이다. 그에 더하여 흰머리가 검게 바뀌었고 항암제 부작용인 손발 저림 증상도 모두 없어졌다고 말했다. 따님은 어머니가 보통 사람보다 더 건강한 모습으로 날아 다닌다며 흥분을 감추지 못했다.

필자에게 전화를 못 한 것은 CT를 받은 것이 미안했기 때문이라고 했다. 집에서는 모관운동, 온열요법, 풍욕, 족욕(반신욕), 쑥뜸 등을 하고 있으며 현재는 특별한 식이요법 없이 책 내용 중 자신에게 맞는 적극적인 환기, 육식을 피하기, 인스턴트식품을 일절 섭취하지 않고, 프라이팬 사용을 금하고, 가스레인지 사용금지 및 채식과 알칼리수 음용, 된장, 청국장을 드신다고 한다. 박 할머니의 암은 완치된 것이다.

이런 사례를 말하면 믿지 않거나 기적이라고 말하는 사람들이 있을 텐데, 이 경우는 특별한 경우도 아니고 기적도 아니다. 생활을 바르게 바꾸면 암이 치료되는 것은 당연하다. 누구라도 박 할머니처럼 몸속에 산소가 잘 공급되는 생활로 바꾸면 암은 생각보다 치료가 잘 되는 인체 현상일 뿐이다. 박 할머니의 암 완치 여부는 5년을 기다려 봐야 한다고 생각하는 사람도 있겠지만, 그녀는 이미 암이 완치된 것이다. 5년 생존은 큰 의미가 없다. 자연요법으로 6개월 만에 암이 없어졌고 그러한 섭생을 지속하면 시간이 갈수록 더욱 건강해질 것이다.

박 할머니는 그야말로 두 따님의 정성이 살린 경우이다. 아무리 귀한 말을 해줘도 이해하지 못하거나 받아들이지 않는다면, 그리고 환자를 사랑하는 마음으로 잘 설득하지 못한다면 암 치유라는 좋은 결과를 얻을 수 없다. 무엇보다 환자와 가족의 암에 대한 바른 이해와 현명한 판단이 중요하다.

필자가 이 가족을 암 정복에 있어서 정말 훌륭하게 보는 것은, 누구의 말이든 암에 대한 정보를 맹신하지 않고 완전하게 이해한 후에 방법을 결정했다는 것이다.

사실 대다수 암 환자는 처음부터 끝까지 병원에 몸을 맡긴다. 박 할머니도 처음엔 그랬다. 하지만 병원 치료 결과 몸 상태가 점점 나빠지고 생존할 수 있다는 확신을 얻지 못하자 지푸라기라도 잡는 심정으로 자연요법을 시작한 것이다.

자연요법을 시작하는 사람들은 박 할머니처럼 본인 혹은 가족들이 방송이나 책 혹은 인터넷을 통해 유사한 정보를 접하고 많은 고민 끝에 결정한다. 문제는 암에 대한 분명한 지식이 없을 경우 병원 이외의 치료방법으로 결정하는 것이 결코 쉬운 일이 아니라는 것이다.

결단을 내리기 위한 용기는 암에 대한 바른 지식이 있어야 가능하다. 따라서 암에 대하여 정통한 지식이 있어야 하고 그 방향은 (암)세포를 죽이는 것이 아니고 (암)세포를 살리는 방법이어야 한다.

안타까운 것은 대다수 환자가 자신들이 받고 있는 방법이 정상세포의 입장에서 바른 치료인지 아니면 해로운 치료인지 알아보지 않고 결정한다는 것이다. 아니 의사들조차 현재의 치료방법이 몸을 살리는 치료인지, 죽이는 치료인지조차 모르고 치료하고 있다. 항암제를 받아야 한다고 강권하는 것을 보면 그렇게 볼 수밖에 없다.

대다수 암 환자는 항암제를 받으면 몸 상태가 나빠지는 것을 몸으로 경험하면서도 항암제가 자신을 살려줄 것으로 믿는다. 일부 환자는 항암제의 유해성을 잘 알면서도 의사나 가족의 권유를 뿌리치지 못해 항암제를 받고 결국 후회한다. 그리고 어차피 받게 된 것 끝까지 받겠다는 환자도 있다.

암에 대한 바른 지식을 바탕으로 잘못된 처방에 대해서 단호하게 거부할 수 있는 용기를 가진 사람만 생존할 수 있다. 항암제를 거부하는 것이 암 환자가 생존하는 첫걸음이다.

## 끝 맺는말

암 환자가 사는 길은 어떤 치료를 받을 것인가를 선택하기 이전에 반드시 알아야 할 것이 있다. 암은 죽는 병이 아니라는 사실을 분명하게 알아야 한다. 그래야만 불나방처럼 불길로 뛰어드는 것과 같은 어리석은 치료를 피할 수 있다.

독자들로부터 상담을 받아보면 "처음에 OO암 초기에서 수술하고 항암치료를 받았지만 1~2년 뒤 암이 재발했다. 다시 항암치료를 받고 불과 몇 개월 만에 간암으로 복수가 차서 음식조차 먹을 수 없게 되었는데 살 수 있는 방법을 알려 달라."고 한다.

사실상 항암제 부작용으로 간에 암이 발병하여 복수가 차고 아무것도 먹지 못하는 상황이면 골수·위장·대장·소장 등의 기능도 크게 떨어진 상태다. 이쯤 되면 환자 스스로 자신감을 잃을 수 있다. 하지만 항암제로 인해 건강이 나빠졌어도 걸을 힘이 남아 있을 때 더 이상 항암제를 받지 않고 바른 치유를 한다면 암을 극복할 희망은 있다.

암 관련 카페의 상담란에 보면 대다수가 이 코스를 밟고 있다는 사실을 알 수 있다. 항암제를 받으면 죽는다는 사실을 공개적으로 언급하는 것 또한 쉽지 않다. 참으로 안타까운 일이 아닐 수 없다. 결국, 암 환자 스스로 공부하여 치유해야 한다.

암은 죽는 병이 아니며, 잘못된 치료를 하기 때문에 죽는다는 사실을 열 번이고 백번이고 말해주고 싶다.

국립암센터 이진수 소장은 "항암제를 사용하는 것은 건물에 불(암 발병)이 나서 어차피 죽는 것이니, 죽을 바에야 옥상에서 뛰어내리겠다는 것과 같은 심정으로 치료하는 것"이라고 말했다. 그러나 만약 위험한 상태라고 해도 불을 끌 방법이 있다면 불을 꺼야지 거의 100%가 죽는 방법을 선택해서는 안 된다.

이진수 소장의 말대로 암을 죽는 병으로 알면 항암제와 같은 극약 처방을 받는다. 하지만 암은 죽는 병이 아니다. 옥상에서 뛰어내려야 할 만큼 위험한 선택을 할 이유가 없다. 암은 생활습관을 바꾸면 얼마든지 치료가 가능한 인체 현상일 뿐이다.

암 환자 혹은 암 환자 가족이 이 책을 읽었다면 몇 번이고 정독하여 암에 대한 본질을 이해하고 스스로 치유할 수 있는 지식을 통해 암을 정복하길 바란다.

저자 윤태호

## 윤태호 저자의 또 다른 책

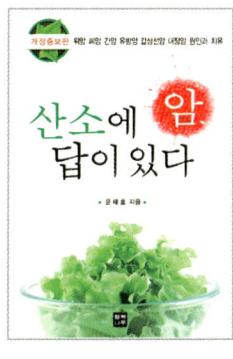

이 책은 암이 발병하는 근본 원인을 논리와 실험과 사례로 규명하고 암이 재발하지 않는 근본적 자연치유법을 제시한다. 일상생활에서 암을 유발하는 요인과 예방하는 방법을 분석하고 제시했다. 이를 통해 환자 스스로 암 발병 원인을 찾아 제거하고 자신의 기호와 형편에 따라 자연 치유하는 방법을 선택하여 실천할 수 있도록 하였다.

특히 수술과 항암제 처방의 근거인 암 전이설, 무한증식설, 유전설의 실체가 없음을 밝혔다. 암에 대한 막연한 두려움과 극약처방을 피할 수 있는 지식을 담고 있다.

이 책은 전체적으로 하나의 논리로 구성되어 있다. 부분적으로 보면 기존 학설과 충돌하여 많은 의문이 들 것이다. 그러나 이 책에는 그러한 모든 의문에 대한 답이 들어 있다.

암을 제거하던 기존 방향에서 암세포를 살리는 방향으로 치료해야 암을 정복할 수 있다는 새로운 암 치료의 모델을 제시하였다. 또 암의 본질을 이해하여 스스로 암 발병 원인을 진단하고 자가 치유할 수 있는 방법을 안내한다. 암 환자라면 '암 걸을 힘만 있으면 극복할 수 있다' 책과 함께 읽어야 할 필독서다.

## 윤태호 저자의 또 다른 책

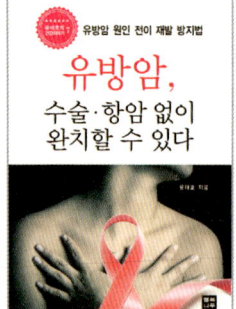

유방암은 본질에서 위험한 병이 아니다. 이유는 소화에 영향을 주는 장기가 아닐 뿐만 아니라 뇌 산소 공급에 영향을 주는 장기도 아니기 때문이다. 그럼에도 불구하고 많은 유방암 환자가 사망한다. 그 이유는 항암제를 사용하기 때문이다.

의사들은 유방암을 전이하는 것으로 오해하여 수술 후 곧바로 항암제를 처방한다. 항암제를 받으면 많은 경우 2~3년 내에 간, 골수, 폐 등에서 암이 발병한다. 그뿐 아니라 여성호르몬차단제를 처방한다. 여성호르몬 차단제를 복용하면 모든 장기에서 암 발병 가능성이 높아질 뿐만 아니라 노화가 급속도로 진행된다.

유방암 환자는 갑상선암 환자보다 100배 이상 사망한다. 갑상선암 환자에게는 항암제를 사용하지 않지만, 유방암 환자에게는 항암제를 사용하기 때문이다.

유방암 진단 후 최초의 선택이 운명을 좌우한다. 일단 수술 받고나면 항암제를 거부하기 어렵고 결국 빠져나오지 못할 깊은 수렁으로 빠져드는 것이다. 이 책에서 밝힌 유방암의 발병 원인을 바르게 알고 치유법을 적용하면 수술이나 항암제를 사용하지 않고 유방암을 극복할 수 있다. 유방암 진단을 받고 수술이나 항암제 처방을 앞두고 있거나 이미 항암제를 몇 차례 받은 환자에게도 이 책을 적극 추천한다.

저자의 또 다른 책

## 윤태호 저자의 또 다른 책

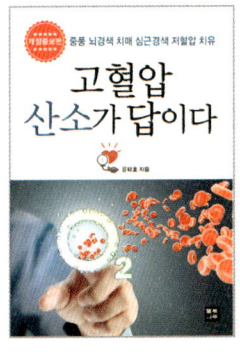

고혈압은 자칫 뇌혈관이 터져 위험에 이를 수 있는 무서운 병이다. 따라서 반드시 치료해야 하는 질병이다. 혈압은 세포에 혈액을 공급하기 위해 심장이 힘을 가할 때 혈관에 미치는 압력이다. 정상 혈압만으로는 충분한 산소를 공급할 수 없을 때 부족한 산소를 더 공급하려고 나타나는 현상이 고혈압이다. 현대 의학의 고혈압 치료법은 심장의 힘을 약화하거나 물을 강제로 배출시키는 방법이다. 따라서 혈압약을 복용하면 운동 능력 저하, 빈혈, 발기부전, 심장병, 암 등의 심각한 부작용을 동반한다. 고혈압에 대한 본질적 이해가 부족한 의사 중에는 혈압약 부작용 논란에 편승하여 '고혈압은 병이 아니다, 방치하라'고 주장하는데 그것은 매우 위험한 처방이다. 고혈압은 산소 부족을 알리는 위험 신호이므로 반드시 치유해야 한다.

이 책은 고혈압의 원인과 치유의 원리를 사상 최초로 밝힌 책이며 저혈압, 심근경색, 뇌경색, 치매는 물론 혈압과 관련된 모든 질병의 본질을 다루었다. 또 이제껏 혈압과 관련하여 의학계가 오해하는 내용 전반을 본질적으로 다루었다. 책에서 제시하는 방법을 이해하면 누구라도 약 없이 고혈압에서 자유로워질 수 있다.

## 윤태호 저자의 또 다른 책

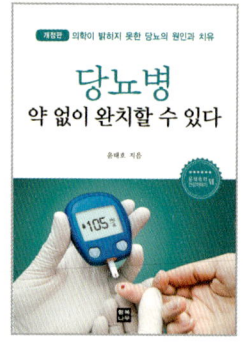

 이 책은 당뇨의 근본 원인과 치유법을 의학사상 최초로 규명한 책이다. 2형, 1.5형, 1형 당뇨 등 유형별 원인과 근본적인 치유법을 구체적으로 제시하였다.

 우리나라 당뇨 확진자 중 85%에 달하는 425만 명은 당뇨병이 아니라는 사실을 생리학적으로 밝혔다. 그들은 췌장이 정상이다. 단지 혈당을 제대로 소비하지 않아 일시적으로 혈당이 높거나 인슐린을 제대로 활용하지 못할 뿐이다. 따라서 약을 처방할 것이 아니고 생활습관을 바꾸어서 혈당을 낮추고 인슐린을 제대로 활용할 수 있도록 해야 한다.

 2형 당뇨에 당뇨약을 처방하면 소화 장기의 기능이 떨어져 소화불량, 식욕부진, 메스꺼움, 위장 장애, 복부 팽만감, 저혈당, 심부전, 간부전 등의 부작용을 초래한다.

 1형 혹은 1.5형 당뇨는 췌장 기능이 떨어졌거나 파괴된 것이므로 그에 대한 근본 원인치유를 통해 회복이 가능하다.

 이제껏 전 세계 의학계가 내놓은 그 어떤 당뇨 치료법과는 비교를 허락하지 않는 책으로 당뇨 환자는 물론 당뇨 학회, 한의학계 및 대체의학계, 통합의학계에도 적극적으로 추천한다.

## 윤태호 저자의 또 다른 책

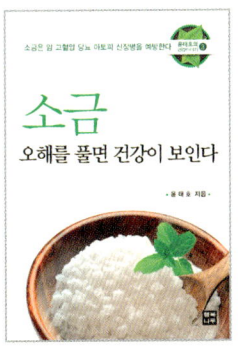

현대 의학은 소금이 고혈압을 비롯한 각종 질병을 일으킨다고 주장한다. 하지만 그것은 일방적인 주장으로 의학적 근거가 전혀 없다. 대부분 기전이 없고 왜곡된 실험을 비판 없이 인용하고 있다.

소금은 고혈압을 비롯한 각종 성인병 예방에 필요할 뿐만 아니라 산소와 물 못지않게 매우 중요한 식품이다. 또한, 강력한 살균력과 중금속 흡착력 및 지방분해 능력으로 암·당뇨병·심장병·아토피 등 성인병 예방에 필요하다. 소금은 물 섭취량과 보유량을 좌우하므로 '생명의 근원의 근원'이라 할 수 있을 만큼 중요하다. 전 세계 장수국가에서는 상대적으로 많은 양의 소금을 섭취한다. 김치와 된장이 전 세계 장수식품 혹은 항암 식품으로 인정받은 것도 바로 소금의 효과다.

이 책은 소금의 인체 역할, 소금 속 미네랄의 오해, 소금의 질병 예방 효과, 소금의 사용 방법, 그리고 양질의 소금을 선택하는 방법까지 그동안 학계가 다루기를 주저하던 부분까지 과학정보의 요건에 근거하여 세세하게 다루었다. 그동안 이유를 알지 못한 채 저염식으로 건강을 잃은 사람들에게 신선한 충격과 함께 새로운 희소식이 될 것이다.

특히 소금에 대한 오해와 편견을 갖고 있으면 고혈압·암·당뇨를 치료하기 매우 어렵다. 성인병이 있는 사람이나 식단을 책임지고 있는 사람의 필독서다.

## 윤태호 저자의 또 다른 책

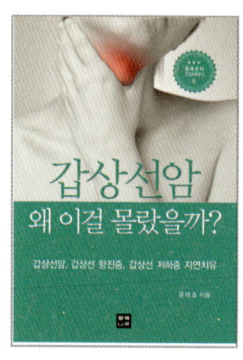

우리나라에서는 매년 43,000여명의 갑상선암 환자가 발생한다. 30년 전보다 30배나 더 증가한 수치다. 인구10만 명당 갑상선암 환자수가 영국과 일본보다 10배 이상 많다. 이처럼 전세계적으로 유례를 찾아볼 수 없을 만큼 환자수가 급등한 요인은 '과잉진단' 말고는 달리 설명할 길이 없다. 같은 기간 우리나라에서 원전 폭발로 인한 방사능 유출과 같은 특별한 암 발병 요인이 없었기 때문이다.

국내 갑상선암 환자 90% 이상은 1cm 이하의 조기 암으로 무증상이다. 주요 의료 선진국에서는 조기의 갑상선암은 수술하지 말라는 지침을 두고 있다. 그러나 우리나라에서는 대부분 수술이 이루어진다.

2014년 국내 갑상선암 환자 43,000여명 중 15,000명이 수술을 거부했으나 수술한 환자들과 생존률에 차이가 없었다. 수술을 받으면 평생 약으로 연명해야 하지만, 수술받지 않고 원인 치유를 하면 갑상선을 지킬 수 있을 뿐만 아니라 정상으로 회복할 수 있다. 이 책은 갑상선암 환자의 수술여부에 대한 판단과 수술 후 재발 방지 방법을 제시하고 있다.

# 윤태호 저자의 또 다른 책

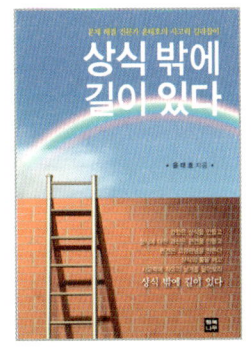

상식은 겉으로 나타난 현상에 대한 일반적 판단을 하는 척도라 할 수 있다. 상식이 풍부하면 냉장고에 음식을 만들 재료가 다양하게 있는 것과 같다. 하지만 냉장고에 아무리 좋은 식재료가 있어도 활용방법을 모르면 좋은 음식을 만들 수 없다.

마찬가지로 자신의 두뇌에 들어있는 정보를 필요할 때 활용하려면 고정관념을 깨뜨려야 한다. 고정관념은 반복적인 경험으로 인해 발생한다. 고정관념을 깨려면 자신이 과거 경험한 일반적인 현상 이외의 예외적이고도 다양한 경험을 해야 한다.

이 책은 이론을 다룬 책이 아니다. 하나의 상황 현상에 대하여 일반적이지 않은 예외적인 상황을 경험하게 하여 고정관념을 깨고 사고의 유연성을 발휘할 수 있도록 구성되어 있다. 어떠한 문제를 만났을 때 고정관념을 벗고 때로는 용이하게 때로는 독창적으로 문제를 해결할 수 있는 방법을 알려주는 책이다.

**암** 결을 힘만 있으면 극복할 수 있다